AF464278

MANUEL D'HYDROTHÉRAPIE

SUIVI

D'UNE INSTRUCTION SUR LES BAINS DE MER ET L'HYDROTHÉRAPIE MARINE

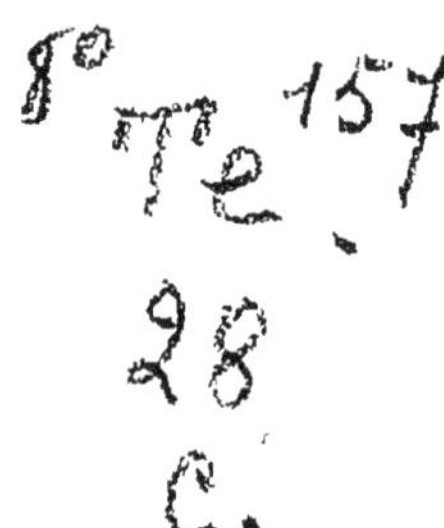

MANUEL
D'HYDROTHÉRAPIE

LEÇONS PROFESSÉES A L'ÉCOLE PRATIQUE DE MÉDECINE DE PARIS

SUIVI

D'UNE INSTRUCTION SUR LES BAINS DE MER

(Guide pratique des Baigneurs.)

PAR

Le Docteur M. MACARIO

Chevalier de l'Ordre Royal des SS. Maurice et Lazare.
Commandeur de la Couronne d'Italie,
Membre et Lauréat de plusieurs Académies et Sociétés scientifiques,
et littéraires de France et de l'étranger,
Ex-député au Parlement subalpin.

Quatrième édition, revue et corrigée

PARIS

ANCIENNE LIBRAIRIE GERMER BAILLIÈRE ET Cie

FÉLIX ALCAN, ÉDITEUR

108, BOULEVARD SAINT-GERMAIN, 108

1889

OUVRAGES DU Dr MACARIO

1. Du sommeil dans l'état de santé et de maladie, précédé d'une lettre du docteur Cerise. 1 vol. in-8°, 1855, Paris, chez Perisse frères.
2. Du traitement moral dans la Folie. Paris, 1848.
3. De la Démonomanie, *in Ann. médico-psychol.* Paris, 1844.
4. Des Hallucinations, *in Ann. médico-psychol.* Paris, 1846-47.
5. De la Paralysie hystérique, *in Ann. médico-psychol.* Paris, 1844.
6. Des rêves, *in Ann. médico-psychol.* Paris, 1846.
7. De la Paralysie dans la Pneumonie, *in Bull. de thérapeut.* Paris, 1850.
8. Topographie médicale du canton de Sancergues. Bourges, 1850.
9. De l'Efficacité des inhalations iodées dans la phtisie, *in Bull. de thérapeut.* Paris, 1851.
10. Des Fièvres continues graves, *in Union médic.* Paris, 1857.
11. De l'Embarras gastrique, *in Abeille médic.* Paris, 1852.
12. De la Pneumonie aiguë, *in Moniteur des hôpit.* Paris, 1853.
13. Des Pulsations abdominales-idiopathiques, *in Ann. médic. de la Flandre occid.*, Roulers, 1853, et *Gaz. médic. de Paris.* Ce mémoire a obtenu un rapport à l'Acad. de Médecine de Paris.
14. De la Pneumonie (deuxième édition augmentée), *in Ann. médic. de la Flandre occid.* Roulers, 1854.
15. Des Paraplégies essentielles, *in Ann. médic. de la Flandre occid.* Roulers, 1854.
16. Des Inhalations anesthésiques dans l'éclampsie, *in Revue de thérapeutique médico-chirurgicale.* Paris, 1854.
17. Des Fièvres intermittentes, *in Gaz. médic. de Lyon*, 1856.
18. De la Colique nerveuse, *in Gaz. médic. de Lyon*, 1855.
19. Des Paralysies dynamiques ou nerveuses, Ouvrage couronné par l'Acad. des sciences de Montpellier (méd. d'or; prix 1855). Paris, chez Germer-Baillière, 1850, 1 vol. in-8°.
20. Des Bains de vapeur térébenthinés. *Union méd.*, 1857.
21. De la Chlorose dans les deux sexes, *in Ann. méd. de la Flandre occid.*, 1859.
22. De la Dysenterie, *in Ann. méd. de la Flandre occid.*, 1859.

23. Du maillot humide dans le traitement du rhumatisme articulaire aigu, *in Abeille méd.* Paris, 1858.
24. Du traitement des névralgies et des affections goutteuses, rhumatismales et catarrhales chroniques, par les bains de vapeurs térébenthinés, *in Archiv. gén. de Méd.* Paris, 1859.
25. Leçons d'hydrothérapie professées à l'Ecole pratique de Medecine de Paris (troisième édition), 1 vol. in-12, Paris, chez Germer-Baillière, 1871.
26. Du traitement des fièvres intermittentes et de la cachexie paludéenne. Mémoire couronné par la Société médico-chirurgic. de Bruges (méd. d'or, prix 1859), *in Annales* de ladite Société et *Gaz. Méd. de Paris*, 1860.
27. De l'Influence médicatrice du climat de Nice. 1 vol. in-12, chez Germer-Baillière, 1871, Paris (4e édition).
28. Du Rhumatisme et de la Diathèse rhumatismale. Ouvrage couronné (premier prix) par la Société de Médecine de Gand. Paris, chez Germer-Baillière, 1 vol. in-8o.
29. Entretiens populaires sur la formation des mondes et les lois qui les régissent. Paris, 1871, chez Germer-Baillière.
30. Le Transformisme (doctrine de Darwin). Nice, 1874.
31. Tentative d'empoisonnement par la vapeur de charbon et de laudanum à haute dose, *in Abeille méd.*, 1875.
32. De la cure de l'hydrocèle, de l'iléus, du mérycisme et de la paralysie de la vessie par les courants induits. Ce mémoire a obtenu les honneurs d'un rapport à l'Institut de France.
33. Traitement de l'hydrocèle par l'électricité, *in Abeille médicale*, 1860 et *Nice-Médical*, 1876.
34. Essai de statistique générale d'anthropologie. Nice, chez Cauvin, 1872.
35. De l'Aphasie, *in Abeille* et *Nice-Médical*, 1876.
36. Machiavel et Savonarola (etude historique). Nice, 1876.
37. Trattenimenti popolari sulla Genesi dei mondi (edizione Italiana). Paris, Germer-Baillière, 1877.
38. Lettere sull'Igiène privata. Fratelli Richiedei, Milano.
39. Lettres sur l'Hygiène. Edition française, revue et corrigée; Paris, 1880, chez Germer-Baillière
40. Du Cerveau au point de vue transformiste, *Nice-Médical*, 1879, et *Revue médicale* de Paris.
41. De l'Embryologie au point de vue transformiste, *in Nice-Médical*, 1870, et *Revue médicale* de Paris.
42. Le Microphone et les rêves appliqués au diagnostic des maladies à l'état d'incubation 1880, *in Nice-Médical*, et *Revue médicale* de Paris.
43. Des Bains de mer et de l'atmosphère maritime. Nice, 1885.
44. *Du Drame musical* (troisième édition). Nice, 1886.
45. Electrothérapie, *in Revue médicale* de Paris, 1882.

Prêts à paraître : 46. Voyage en Espagne. — 47. Voyage en Orient. — Hygiène des ouvriers.

AVANT-PROPOS

Le succès qu'ont obtenu les *Leçons d'hydrothérapie* a dépassé toutes mes espérances. (Les trois premières éditions sont épuisées et la quatrième, que je publie aujourd'hui, est le résultat de trente-deux années d'expériences : dix ans dans l'établissement hydrothérapique de Serin à Lyon et vingt-deux ans dans l'établissement d'hydrothérapie marine du Croisic (côtes de l'Océan.)

La première édition a été, dès son apparition, traduite en italien par le docteur Minervini, de Naples, et, en outre, j'ai appris qu'à la même époque le docteur Baumann (de Wiesbaden), se proposait de la traduire en allemand.

Cette distinction, jointe à l'épuisement des

trois premières éditions prouve, ce me semble, que l'esprit dans lequel ces leçons ont été rédigées a obtenu l'assentiment général.

J'ai donc tout lieu d'espérer qu'il en sera de même de cette dernière édition.

Nice, janvier 1889.

PRÉFACE

DE LA PREMIÈRE ÉDITION

Ces leçons ont été professées à l'Ecole pratique de Médecine, dans le courant du mois de janvier 1857. C'est ainsi que l'enseignement de l'hydrothérapie a fait pour la première fois son entrée officielle à l'Ecole de Paris.

L'accueil bienveillant et sympathique qu'un auditoire nombreux et choisi a fait à mes leçons me porte à croire qu'elles ne sont pas entièrement dénuées d'intérêt : c'est pourquoi je me suis déterminé à les publier.

Mon but est de populariser la nouvelle méthode, et de rendre par là service aux malades atteints d'affections chroniques jugées souvent incurables, et que l'hydrothérapie parvient généralement à guérir.

Je me suis efforcé de faire entrer dans un cadre restreint tout ce qu'il est utile de savoir sur cette branche la plus importante, peut-être, de la thérapeutique, en écartant avec soin les longueurs et les digressions scientifiques inutiles au but que je me suis proposé. J'ai voulu, en un mot, composer une espèce de *Manuel à l'usage des baigneurs*, dans lequel les médecins, qui n'ont pas le temps d'approfondir la matière, pussent cependant puiser les renseignements qu'il leur importe le plus de connaître.

Mon cours est divisé en sept leçons (1). La première est consacrée à l'historique, elle était nécessaire pour prouver que l'utilité de l'eau froide n'est pas une chimère éclose de toute pièce dans un cerveau inculte, qu'elle a été reconnue dès la plus haute antiquité, et que son emploi hygiénique et médical a été préconisé par les autorités médicales les plus imposantes dans tous le temps et dans tous les lieux.

Les trois leçons suivantes sont consacrées à la description de la méthode. Chaque procédé hydrothérapique est décrit avec soin et est suivi de l'énumération des maladies dans lesquelles il est plus particulièrement indiqué.

Dans la cinquième leçon, il est question des bains de vapeur térébenthinée. Ces bains peu-

1. Cette édition en contient une huitième sur l'*hydrothérapie hygiénique*.

vent être employés soit seuls, soit combinés avec l'hydrothérapie : dans ce dernier cas, ils suppléent quelquefois avantageusement la sudation hydrothérapique; ils sont surtout efficaces contre les névralgies et les affections rhumatismales et catarrhales chroniques.

Dans la sixième leçon, j'examine les effets physiologiques déterminés par l'application, soit externe, soit interne, de l'eau froide.

Le mot *réaction*, qu'on entend prononcer si souvent dans les établissements hydrothérapiques, sans bien le comprendre, est expliqué clairement et mis, autant que possible, à la portée des personnes étrangères à la science.

Dans la septième et dernière leçon, enfin, je traite de l'exercice et du régime, des indications et des contre-indications de l'hydrothérapie. Je démontre que l'exercice et le régime font partie intégrante, essentielle de la nouvelle méthode; qu'ils sont indispensables au succès du traitement, et que c'est à tort qu'ils sont négligés par beaucoup de malades. Cette négligence explique le peu de succès qu'on obtient ordinairement, chez les malades externes, par l'application de l'eau froide.

En parcourant le paragraphe des indications et des contre-indications, on distingue du premier coup d'œil les maladies à hydrothérapie, de celles que cette méthode aggraverait au lieu de soulager. Ce paragraphe est important en ce qu'il évite aux médecins, peu familiarisés avec l'hydrothérapie, des incertitudes et des hésitations toujours funestes aux malades.

Tel est le plan que j'ai suivi dans ce cours; je me suis efforcé de le remplir de mon mieux; j'ai cherché surtout à m'expliquer d'une manière claire et intelligible pour tout le monde. Ai-je atteint mon but? — Aux lecteurs à en juger.

MANUEL

D'HYDROTHÉRAPIE

PREMIÈRE LEÇON

HISTORIQUE

Messieurs,

Il manque encore dans les écoles l'enseignement public de l'hydrologie. C'est pour combler en partie cette lacune que je me suis déterminé à professer ce cours devant vous. Vous en comprendrez, j'espère, toute l'importance lorsque vous saurez que l'hydrothérapie, suivant le professeur Boyer (de Montpellier), doit être le point de départ et servir de terme de comparaison dans l'étude de l'hydrologie. En effet, Messieurs, ne vous semble-t-il pas évident qu'il importe avant tout de connaître exactement l'action de l'eau simple sur l'économie, pour pouvoir bien apprécier l'effet des eaux minérales ?

Je m'estimerai heureux, Messieurs, si je parviens à vous inculquer ces vérités et à propager parmi vous l'étude de cette branche importante de thérapeutique hydrologique.

L'hydrothérapie après avoir été repoussée par la généralité des médecins, a fini par prendre droit de domicile dans la science. Je ne perdrai donc pas mon temps à la défendre devant vous. Le tableau historique que je vais bientôt vous tracer suffira surabondamment pour vous prouver, d'une manière irrécusable, que la méthode est basée sur des principes très anciennement connus et proclamés par les médecins les plus illustres de tous les temps et de tous les lieux. L'expérience d'ailleurs a prononcé d'une manière définitive : une foule de maladies réputées incurables guérissent par l'hydrothérapie. Aucun praticien instruit n'ose le contester aujourd'hui. Aussi voit-on les célébrités médicales de tous les pays adresser journellement des malades dans les établissements hydrothérapiques après avoir épuisé auprès d'eux toutes les ressources de la thérapeutique ordinaire. Et il faut vraiment que cette médication soit d'une grande efficacité pour avoir vaincu à son endroit la résistance du corps médical, résistance d'autant plus grande qu'il y avait quelque chose de blessant pour l'amour-propre à reconnaître qu'un paysan inculte, étranger à toute notion scientifique, a trouvé une voie nouvelle pour arriver à guérir des maladies jugées jusqu'alors sans remède. « Mais qu'importe d'où le bien « arrive quand il touche l'humanité ? Le premier de« voir de l'honnête homme, comme le dit Scoutet« ten, n'est-il pas de l'accueillir avec reconnaissance ? « Depuis longtemps Hippocrate nous a donné ce « noble exemple ; il ne croyait pas manquer à sa di-

« gnité en interrogeant les tables votives déposées « dans les temples par les malades heureux de leur « guérison, et qui souvent ne l'avaient obtenue « qu'en s'abandonnant à leurs inspirations instinc- « tives. Il ne faut pas se le dissimuler, toute science « commence par l'empirisme, et la médecine n'est « pas encore dépouillée complètement de cette en- « veloppe primitive (1). »

L'hydrothérapie est donc une médication perturbatrice puissante qui, maniée par des mains habiles, est appelée à rendre de grands services. Mais, pour ne pas faire tomber dans le discrédit un moyen si énergique de guérison, il importe de ne pas l'appliquer indistinctement à tous les malades, de ne pas en faire une panacée universelle, car il est des maladies contre lesquelles elle est impuissante, et d'autres qu'elle pourrait aggraver d'une manière funeste. Il sera question plus tard de ses indications et de ses contre-indications.

L'hydrothérapie peut être appliquée en toutes saisons; il est même reconnu qu'elle est très efficace en hiver. Cette remarque a déjà été faite par Priesnitz lui-même. Dans la saison rigoureuse, en effet, les fonctions de la peau sont diminuées, et les organes internes sont presque seuls chargés des fonctions absorbantes et sécrétantes. Or, rien n'est plus apte que l'eau froide à l'intérieur et à l'extérieur pour empêcher la peau de céder à cette tendance générale d'un retrait de l'activité vitale de la périphérie au centre, et, en outre, la masse du sang, qui tend à

1. De l'*Hydrothérapie*, p. 7.

s'accumuler trop à l'intérieur, est réprimée, la circulation des humeurs est rendue facile, uniforme, et l'équilibre nécessaire est conservé.

L'hydrothérapie a pris naissance en Allemagne, où elle est appelée *Kaltwasserkur*, traitement par l'eau froide. C'est à un obscur paysan de la Silésie autrichienne, nommé Vincent Priesnitz, qu'elle doit son origine. Le nom de l'inventeur devint célèbre; on accourait en foule de tous les points du globe à Græfenberg pour s'y faire traiter par Priesnitz, qui ne tarda pas à acquérir une immense fortune.

Il ne sera pas sans intérêt de vous faire connaître comment Priesnitz fut conduit à la découverte de l'hydrothérapie. C'était en 1828, à l'époque de la fenaison; Priesnitz reçut à la tête un coup de pied de cheval qui le renversa par terre, et les roues du chariot qu'il conduisait lui passèrent sur le corps et lui brisèrent plusieurs côtes. Les médecins jugèrent le cas grave, et déclarèrent le malade estropié pour toute sa vie; c'est alors que celui-ci eut l'idée de recourir à l'usage de l'eau froide à l'intérieur et à l'extérieur, et il y réussit si bien que la guérison la plus complète ne tarda pas à s'effectuer. Cette cure fit grand bruit, et attira à son auteur les malades réputés incurables des environs. La guérison rendit ceux-ci enthousiastes de la nouvelle méthode, et ils firent des prosélites nombreux. C'est ainsi que prit naissance l'établissement de Græfenberg, dont la prospérité fit de rapides progrès, au point de devenir le rendez-vous des valétudinaires du monde entier. Vous pourrez vous faire une idée d'une telle prospérité, lorsque vous saurez qu'en 1840, douzième année de sa fondation, il y avait 1,576 malades de tout pays et de tout rang.

Telle est, Messieurs, l'origine de l'hydrothérapie moderne ou actuelle. Je dis l'hydrothérapie moderne ou actuelle, car il est certain que l'eau a été employée dès la plus haute antiquité comme moyen hygiénique et thérapeutique, et ne cessa de compter en sa faveur les autorités les plus grandes et les plus imposantes.

L'usage des bains sous différentes formes figure, chez les peuples d'Orient surtout, parmi les préceptes religieux, dans leurs habitudes domestiques et dans leurs mœurs hospitalières.

Moïse prescrivait de fréquentes ablutions d'eau froide aux lépreux. Elisée guérit de la lèpre Naaman, général des armées du roi de Syrie, par les bains froids du Jourdain : *Descendit et lavit in Jordane septies juxta sermonem viri Dei, et restituta est caro ejus, sicut caro pueri parvuli, et mundatus est.* (L. IV, *Regum*, c. v, v. 14.)

Les Scythes et les Mèdes se servaient de l'eau froide comme moyen fortifiant et préservatif. Les bains froids, sous toutes les formes, faisaient partie des exercices gymnastiques en Grèce, et à Sparte ils furent sanctionnés par une loi et rendus obligatoires à tout âge et à tout sexe. Or, les Spartiates, comme vous le savez, étaient les plus beaux, les plus forts et les plus agiles de tous les Grecs.

A Rome, jusqu'à l'an 535, l'eau fut le remède le plus universel et le principal agent hygiénique. Et. chose remarquable ! tant qu'il en fut ainsi, les Romains conservèrent une force corporelle égale à leur grandeur d'âme.

Les médecins grecs et romains, tels qu'Hippocrate, Asclépiade, Prodicus, Philotas, Pétrone, Arétée, Galien, Ant. Musa, Cœlius Aurelianus, Charmis, Celse, Alex. de Tralles, Rufus, Aëtius, Paul d'Egine, etc., employaient souvent l'eau froide dans une foule de maladies.

Antonius Musa, à l'aide des boissons et des applications froides, guérit Auguste d'un catarrhe opiniâtre qui avait résisté à tous les moyens (1). Dès lors l'eau froide devint à la mode parmi les Romains, et elle ne fut délaissée qu'après la mort de Marcellus-neveu d'Auguste, survenue pendant qu'il subissait un traitement hydrothérapique prescrit par le même Musa; mais sous le règne de Néron, Charmis remit de nouveau l'eau froide en honneur. *Charmis frigida, etiam hybernii algoribus lavari persuasit; mersit ægros in lacus; videbamus senes consulares usque in ostentationem rigentes.* (Pline, *Hist. nat.*, I, 29.) — Les Romains ne trouvaient pas d'eau assez froide. *Nulla Romanis aqua fluens satis frigida videretur.* (Sénèque, *Nat. Quæst.*, I, 4.)

Dans toute cette période qui s'étend depuis Moïse, 1571 avant Jésus-Christ, jusqu'à Mahomet, c'est-à-dire jusque vers la fin du VIe siècle, c'est dans les

1. Il guérit également Horace d'une blépharite chronique. Ce grand poète disait : « Musa, mon médecin, juge que les « eaux de Baies (eaux thermales) me sont inutiles : il m'a « fait venir à Clusium et à Gabies; tous les habitants de ce « lieu me regardaient d'un mauvais œil quand ils me voyaient « aller prendre *les bains froids au cœur de l'hiver.* » (Lettre XV, liv. I.)

écrits d'Hippocrate, de Celse et de Galien que vous trouverez les documents les plus complets sur l'emploi hygiénique et médical de l'eau. L'eau était surtout employée dans les maladies aiguës, et particulièrement dans les fièvres ardentes, en boisson et sous forme de lotions, d'aspersions et de bains à des températures différentes.

Personne, comme le dit le professeur Boyer, n'a mieux posé qu'Hippocrate les indications et les contre-indications hydrothérapiques fondamentales ; il a parfaitement reconnu l'étendue et les limites de cette médication. Aussi tous les médecins de l'antiquité qui ont laissé des livres et un nom respectés ont suivi religieusement ses préceptes, ou les ont peu modifiés (1).

Vers la fin du VIe siècle, le législateur des Arabes. Mahomet, comprenant sans doute, comme le dit Scoutetten, la nécessité de maintenir la souplesse de la peau, de la fortifier contre les oscillations journalières de la température africaine, prescrivit, à l'exemple de Moïse, de fréquentes ablutions d'eau froide, et bannit complètement l'usage du vin et des liqueurs fortes. « O croyants, s'écrie-t-il, avant de « commencer la prière, lavez-vous le visage et les « mains jusqu'au coude, essuyez-vous la tete et les « pieds jusqu'aux talons. Purifiez-vous après vous « être approchés de vos épouses (2). » Et notez, Messieurs, que les mahométans font la prière cinq fois par jour, et que chaque prière doit être précédée

1. *Rech. hist. et crit. sur l'hydroth.* Strasbourg, 1845.

2. Coran, chap. v, 6e table. Trad. de Pavary, 1826.

d'une ablution. Cette pratique est évidemment salutaire aux disciples du Prophète, comme le prouvent la force musculaire et la beauté des formes qu'on remarque chez eux.

Bien avant Mahomet, Zoroastre, Manou et Confucius avaient déjà répandu l'usage des ablutions et des purifications.

Parmi les médecins arabes qui parlent avec avantage de l'eau froide comme agent thérapeutique, nous citerons Rhazès et surtout Avicenne. Le premier conseillait les bains froids comme moyen préservatif de la variole, et le second dans les fièvres ardentes.

Dans le moyen âge, époque malheureuse dans laquelle le flambeau de la civilisation faillit s'éteindre complètement, l'usage de l'eau a été abandonné dans presque toute l'Europe, excepté en Italie où Pierre d'Abano et Pierre Tussignago au XIIIe siècle, Jean de Dondis et Gentile de Foligno au XIVe, Savonarola et Bianchelli au XVe, préconisèrent les bains d'eau froide comme moyen thérapeutique. Barizzi, après avoir fait l'éloge des lotions froides pratiquées immédiatement à la sortie des bains tièdes, va même jusqu'à ordonner des douches vaginales froides dans les maladies de matrice.

Dans le XVIe siècle, Cardan, Mercuriali, Baccio, Bartolomeo Viotti à Clivalo, Ugolino di Monte-Catino, Amatus Lusitanus, Guather d'Andernach, conservèrent intactes les traditions de l'antiquité et vantèrent l'utilité de l'eau froide à l'intérieur dans les maladies. Viotti l'employait déjà à cette époque sous forme de douches; encore un pas, et il aurait inventé l'hydrothérapie telle que nous l'entendons aujourd'hui.

Au commencement du XVIIe siècle, Mercurius, Berti, Peccana, Ximénès, Figueroa, Nonnius, Benedictus, etc., etc., vantèrent l'eau froide *intus et extra*.

En 1638, L. Septala recommande les douches froides contre les coups de soleil et la céphalalgie, et l'eau en boisson contre la diarrhée et les coliques.

Vers cette même époque, Hermann, Van der Heyden en Belgique, et, vers la fin du siècle, 1797, Robert Witie et Jean Floyer en Angleterre, furent les partisans dévoués et parfois même exagérés de l'emploi médical de l'eau froide.

Hermann s'en servait contre la congélation des membres, la migraine, la manie, la paralysie, la constipation; et, dans une épidémie de dysenterie, il dit avoir guéri 360 malades avec l'eau fraîche prise en boisson.

Floyer vanta l'eau à l'intérieur et à l'extérieur contre l'odontalgie, l'angine, l'encéphalite, les maladies des voies urinaires, les hémorrhoïdes, le rachitisme, etc. Elliotson, Pitcairn, Browne et Blair embrassèrent sa doctrine; Haller, par contre, l'en blâma en lui reprochant de vouloir faire de l'eau un remède à tous les maux : *Denique ipsam pestem balneo frigido expugnare vult,* dit-il. Mais il n'est pas moins vrai que Floyer, comme le dit Scoutetten, fut le premier médecin qui abandonna la pratique routinière des médecins du moyen âge par rapport à l'eau, lesquels ne firent que se copier servilement les uns les autres, les Arabes invoquant l'autorité de Galien, et leurs successeurs celle d'Avicenne. Floyer rompit bravement avec eux, et fit de nobles efforts pour remettre en vigueur les préceptes des anciens. Il fut, en outre, le premier qui recommanda l'eau froide contre quelques maladies chroniques. Afin de joindre l'exemple au précepte, Floyer fonda un établissement de bains froids près d'une source placée dans le voisinage de Lichtfield; à côté de la pièce où se trouvait l'eau froide, il en était une autre où l'on pouvait suer quand on le jugeait convenable. « J'imite ainsi « les Romains, dit-il, qui avaient leur *sudarium* auprès de la piscine froide. » N'était-ce pas là un véritable établissement hydrothérapique? L'auteur donne des règles sur la manière de prendre les bains : il en pose les indications et les contre-indications, et s'efforce de prouver que ses préceptes sont les mêmes que ceux des médecins anciens et d'Hippocrate : mais son enthousiasme et son exagération lui firent du tort, et ses préceptes ne tardèrent pas à tomber dans l'oubli.

Avec le XVIIIe siècle commence une nouvelle ère pour l'eau froide : c'est la troisième période de Scoutetten, et ce fut Frédéric Hoffmann, professeur à l'Université de Hall, qui l'inaugura par la publication de sa dissertation *de Aqua medicina universali*, où il préconise l'eau froide en boisson et sous forme de bains dans les maladies aiguës et chroniques, dans les fièvres ardentes, les obstructions chroniques, des viscères et des glandes, dans la néphrite, la goutte, le scorbut, etc.

En 1729, Hoffmann publia un second écrit : *De aquæ frigidæ potu salutari*, dans lequel il fit connaître les bons effets qu'il obtint de l'eau froide dans les fièvres bilieuses ardentes. dans la syncope bilieuse ou catarrhale, dans l'inflammation des intestins et le choléra. Enfin, il termine en signalant l'abus pernicieux que plusieurs médecins anglais ou français ont fait de ce moyen.

Dès cette époque, l'usage de l'eau fut répandu dans toute l'Europe, et donna lieu à des guérisons inespérées. Les écrits qui parurent sur ce sujet furent très nombreux.

Les deux frères Hahn, Schwertner, Beer, Kruger, Pietsch et Ferro, en Allemagne, marchèrent sur les traces d'Hoffmann ; ils administrèrent l'eau froide à l'intérieur et à l'extérieur, contre les maladies aiguës et contre les maladies chroniques.

Jean-Godefroi Hahn obtint un éclatant succès, par l'usage de l'eau froide à l'extérieur dans une fièvre continue épidémique extrêmement grave qui ravagea la ville de Breslau en 1737. Il fut le seul médecin heureux dans cette terrible épidémie. Il faisait continuellement fomenter le corps de ses malades avec des éponges trempées dans l'eau ; une douce transpiration survenait ordinairement, et la diminution rapide de la maladie conduisait à la convalescence. Les malades soumis à d'autres traitements succombèrent presque tous.

Hahn fut atteint lui-même par l'épidémie, et il se guérit par le même traitement.

De Moneta, qui exerçait à Varsovie, employait l'eau pour combattre les inflammations commençantes de la poitrine, le coryza, les angines. Il prescrivait des pédiluves froids et même glacés, et des fomentations froides autour du cou et sur la poitrine. Lorsqu'il y avait pneumonie, il débutait par la saignée.

Boerhaave reconnut aussi l'efficacité de l'eau et l'employa avec précaution et succès. Mais c'est en Italie surtout que, dans le XVIIIe siècle, l'eau fut employée avec le plus d'audace : c'est Roviga, d'Aragon, qui en introduisit l'usage à Naples vers 1700. Crescenzo s'en déclara partisan. Il se servait de l'eau à toutes les températures (froide, fraîche, tiède, chaude), en quantité variable. En général, cependant, c'était l'eau froide qu'il préférait. (Voyez ses *Ragionamenti intorno alla nuova medicina dell'acqua*; Naples, 1727.) Fra Bernardo-Maria di Castrogiovanni, élève de Rovida, opéra à l'aide de l'eau des cures merveilleuses qui firent grand bruit dans toute l'Europe ; il l'employait largement, et souvent sans discernement à l'intérieur et à l'extérieur. Son but était d'obtenir des crises par la peau, les urines et les garde-robes. Todano et Sangez renchérirent encore sur le frère Bernard, au point que le premier de ces médecins avait été surnommé le médecin à l'eau, *medicus per aquam*, et le second le médecin à la glace, *medicus per glaciam*. Ces deux empiriques rivalisaient de témérité et d'extravagance. — Todano faisait avaler à ses malades cinq litres d'eau glacée toutes les trois heures, et les nourrissait avec deux ou quatre jaunes d'œuf par jour. Sangez faisait placer les siens tout nus dans un drap double suspendu comme un hamac, les entourait de neige jusqu'à la bouche, leur faisait boire de l'eau glacée et les faisait balancer jusqu'à ce que la neige fût fondue. C'étaient les fièvres graves particulièrement que Sangez traitait de la sorte. — On peut se figurer combien ces deux empiriques ont dû tuer de malades.

L'illustre et infortuné Cirillo fut plus sage : il systématisa méthodiquement l'emploi de l'eau dans les fièvres aiguës et malignes, dans les diarrhées, les dysenteries, la colique, la lienterie, l'ischurie et la dysurie, le choléra-morbus, l'affection hypocondriaque, hystérique, etc. Cirillo a obtenu de la sorte d'éclatants succès ; et peut-être, qui le sait ? si la hache du bourreau bourbonnien n'eût pas tranché cette noble et illustre tête, eût-il inventé l'hydrothérapie telle qu'on la pratique aujourd'hui.

Villisneri imita l'exemple de Cirillo : il fit l'histoire médicale de l'eau et déclara professer une haute estime pour cet agent ; mais il s'éleva en même temps avec énergie contre l'abus qu'on en faisait.

Serdana, Roseti, Lanzani, etc., professèrent les mêmes doctrines rationnelles sur l'application de l'eau froide à l'intérieur et à l'extérieur. — Lanzani veut qu'on associe le régime, l'exercice et divers moyens hygiéniques à l'emploi de l'eau.

Malgré les efforts de ces illustres praticiens, l'usage de l'eau, après avoir excité l'enthousiasme public, fut presque entièrement abandonné en Italie et ailleurs, et ce n'est que plus d'un demi-siècle après que Giannini le remit en honneur contre les fièvres continues et intermittentes, la peste, la fièvre jaune, la variole, la rougeole, la scarlatine, etc. ; il se servait des immersions froides, dont la durée variait de cinq à quinze minutes, suivant la force des malades et les phénomènes qu'ils présentaient. Giannini repoussait les affusions employées par Wright et Currie en Angleterre, les frictions recommandées par de Hahn, Brandreth et Grégory d'Edimbourg, ainsi que les lotions de Cirillo et les frictions à la glace de Samoïlowitz. Mais, après la mort de Giannini, l'eau fut de nouveau délaissée.

En Angleterre, les travaux et les préceptes de Floyer et de Baynard avaient été oubliés aussi, et, comme en Italie, l'emploi de l'eau avait été abandonné.

Vers la fin du XVIIIe siècle, Wrigth, Currie, Grégory, d'Edimbourg, Robert Jackson, Brandreth, Mac-Lean et Girard réhabilitèrent l'usage hygiénique et thérapeutique de l'eau contre le typhus, la fièvre jaune, les fièvres malignes et éruptives, etc.

Currie arrêta brusquement une épidémie de typhus dans le 30e régiment par les aspersions avec l'eau de mer. Un succès si éclatant popularisa la méthode dans tout le pays. Mais la grande influence que ses écrits exercèrent sur l'esprit des médecins s'affaiblit peu à peu. au point que l'usage de l'eau finit par tomber en désuétude en Angleterre et en Ecosse, comme il était tombé en Italie.

Vers le milieu du XVIIIe siècle, Pomme, en France, était un partisan enthousiaste de l'eau : il l'employait tiède ou froide, et même glacée, avec une très grande hardiesse et même avec témérité, et c'est peut-être là la cause du discrédit dans lequel tomba son système, malgré les nombreux succès qu'il obtint dans sa pratique. Il faisait macérer ses malades dans l'eau froide pendant douze heures, en la renouvelant dès qu'elle se réchauffait.

Hecquet fut encore plus téméraire que Pomme : il en fit un usage si immodéré et si extravagant, que

Le Sage le peignit dans son roman de *Gil-Blas* sous le nom de docteur Sangrado. Hecquet combinait ordinairement l'eau, et souvent c'était de l'eau chaude, avec les saignées abondantes et répétées.

Geoffroy, de Marseille, était partisan de Hecquet.

Les autres médecins français du XVIIIe siècle, qui s'occupèrent en France des effets de l'eau, sous le rapport hygiénique et médical, furent Portal, Tissot et Grimaud. Portal prescrivait les affusions froides dans l'asphyxie par le charbon. Tissot, dans son *Avis au peuple sur la santé*, loue beaucoup les bains froids et blâme sévèrement l'usage des bains chauds; il veut qu'on lave à l'eau froide et qu'on élève au grand air les enfants, surtout les enfants faibles et languissants, afin de les fortifier. Il préconise aussi les bains froids dans la faiblesse des nerfs, et pour les personnes chez lesquelles la transpiration se fait mal.

Grimaud considère l'eau froide à l'intérieur et à l'extérieur comme l'un des plus puissants remèdes qu'on puisse employer contre les affections bilieuses et l'irritabilité des nerfs, les fièvres aiguës, etc.

Après Grimaud, l'eau fut oubliée en France, au point que Pinel, qui suivit Grimaud, n'en dit mot dans sa *Nosographie philosophique*.

En Russie, malgré l'usage depuis un temps immémorial des bains dits *Russes*, l'emploi médical de l'eau froide n'a point de partisan. Vers la fin du XVIIIe siècle, on ne trouve guère que Samoïlowitz qui se décida à traiter, et avec succès, la peste qui envahit Moscou en 1771 par les frictions avec la glace et les boissons glacées.

Dans le XIXe siècle, l'usage de l'eau va prendre un nouvel essor en Europe; Hufeland, en Prusse, recommande l'eau froide contre les fièvres, les contusions et les blessures. A l'exemple de Tissot, il conseille fortement, dans son *Art de prolonger la vie*, de laver tous les matins les enfants avec de l'eau froide depuis la tête jusqu'aux pieds. « Des incommodités légères, « dit-il, ne sont même pas un motif suffisant de s'en « abstenir. » En 1821, il proposa un prix de 50 ducats sur l'emploi externe de l'eau froide dans les fièvres aiguës. Ce fut Frœlich qui remporta le prix. Frœlich était déjà connu dans la science par un ouvrage fort intéressant sur les avantages des bains froids et tièdes dans la fièvre nerveuse, la scarlatine et plusieurs autres maladies aiguës et chroniques.

La durée du bain ne doit être, suivant ce médecin, que de quelques minutes, c'est-à-dire jusqu'à ce que le malade éprouve des frissons.

Dans la même année, Milins, en Russie, publia un livre intéressant sur les immersions froides dans les maladies. Deux ans auparavant, c'est-à-dire en 1818, Armstrong préconisait en Angleterre les ablutions froides contre la scarlatine, puis deux ans plus tard contre le typhus, les fièvres continues et les maladies inflammatoires.

En 1802, Desgenettes rapporte, dans l'*Histoire médicale de l'armée d'Orient*, l'observation d'un artilleur qui, dans un accès de délire, s'échappa du lazaret de Boulack et alla se précipiter dans le Nil, ayant deux bubons et un charbon pestilentiel : il en fut retiré, et sa guérison succéda presque immédiatement à cet événement.

En 1803, Laudin soutint devant la Faculté de Paris une thèse sur *l'application de la méthode analytique à la recherche des effets du froid sur l'homme en santé et en maladie*. D'autres thèses sur le même sujet ne tardèrent pas à être présentées et soutenues par Lagorce, Minot et Bécourt.

Puyet, Valentin, Cailliot conseillent le régime aqueux contre la fièvre jaune; Schaal et Hessert obtinrent de très bons résultats par les lotions et les ablutions froides dans le traitement de la miliaire qui régna épidémiquement en 1812 dans le département du Bas-Rhin.

Moricheau-Beaupré publia, en 1817, son ouvrage sur *les effets et les propriétés du froid* avec un aperçu historique et médical sur la campagne de Russie. Les moyens qu'il conseille sont les boissons froides, la glace, le bain froid, l'immersion, la douche, l'affusion, l'aspersion, la fomentation, la lotion ou le lavage, le gargarisme et les diverses espèces d'injections. On trouve dans ce livre des préceptes sages et utiles; mais l'auteur était loin, comme dit Scouttetten, de connaître les ressources de l'hydrothérapie et les véritables indications qui en réclament l'emploi.

En 1821, Guersan publia, dans le *Dictionnaire de Médecine* en vingt et un volumes, un article sur les affusions froides; mais les préceptes qu'il donne à ce sujet sont très vicieux ; néanmoins il en obtint d'excellents résultats. « J'ai vu, dit-il, des malades presque délirants, tellement frappés eux-mêmes du « soulagement qu'ils éprouvaient des affusions « froides, qu'ils les demandaient chaque jour avec

« instance. Je suis loin de regarder ce moyen comme « infaillible dans ces maladies, ainsi que le prétendent quelques-uns des partisans exagérés de l'emploi de l'eau froide, mais c'est, à mon avis, l'agent « thérapeutique le plus puissant que nous ayons à « leur opposer. »

En 1824, Tanchou fit paraître une brochure intitulée : *Du froid et de son application dans les maladies*, ouvrage très bien fait et très utile à consulter. Tanchou admet que le premier effet de l'eau froide est débilitant, et le second tonique. Il s'en sert contre les maladies internes et externes, à savoir : contre les contusions et les plaies contuses, l'érysipèle, le phlegmon, la brûlure; il conseille la glace sur l'abdomen dans les péritonites. Ce traitement lui a toujours réussi dans cette maladie. Suivant ce médecin, le froid est l'antidote naturel de l'inflammation.

En 1828, Barbier, d'Amiens, fit connaître les bons effets qu'il obtint de l'application de l'eau froide, à l'aide de serviettes mouillées, le long du rachis, dans les fièvres ataxiques et typhoïdes. Et, chose remarquable! Barbier, qui était un médecin très distingué et instruit, crut avoir fait une découverte en administrant l'eau froide à un malade atteint de fièvre ataxique. Cela prouve l'oubli profond dans lequel était tombé en France l'usage médical de l'eau.

Lisfranc et Dupuytren se sont bien trouvés des affusions froides dans le traitement de la chorée. Dupuytren avait surtout recours aux immersions. Le malade était saisi par deux hommes, qui lui tenaient l'un les pieds, l'autre les bras, et qui faisaient passer rapidement tout son corps entre deux lames d'eau froide contenues dans une baignoire. Cette manœuvre était répétée cinq à six fois dans l'espace de 15 à 20 minutes. Lisfranc et Dupuytren n'eurent point d'imitateurs.

En 1839, La Corbière publia un *Traité du froid. de son action et de son emploi intus et extra en hygiène, en médecine et en chirurgie*, où il recommande surtout l'emploi de la glace, et voudrait voir s'établir partout des glacières.

Ce n'est pas seulement dans les maladies internes que l'eau a été mise en usage par les anciens, mais encore dans les maladies chirurgicales, et avec un succès constant.

Patrocle, au siège de Troie, après avoir retiré le dard qui avait blessé Euripide, lave simplement la plaie avec de l'eau froide.

Hippocrate, Celse et Galien parlent avec avantage de l'eau comme topique. Le second de ces auteurs est le premier, dans l'antiquité, qui fasse mention de plumasseaux imbibés d'eau pour obtenir la cicatrisation des plaies. Aëtius vante également les bons effets de l'eau dans les maladies externes.

Au moyen âge, l'emploi de l'eau dans les maladies chirurgicales fut délaissé comme il l'avait été dans les maladies internes. Au XVe siècle, on ne la voit guère qu'entre les mains des charlatans, qui donnent à entendre que c'est par des charmes et des conjurations que l'eau acquiert des vertus curatives; et ces pratiques superstitieuses trouvèrent des défenseurs parmi quelques savants de l'époque, entre autres un professeur de médecine, le célèbre Glocérius et le père Robert, de la compagnie de Jésus.

Van-Helmont, et plus tard Palazzo et Ambroise Paré, s'élevèrent contre ces superstitions et ces sortilèges. « Je dy que ce ne sont les paroles ni les croix, « dit A. Paré, mais c'est l'eau qui nettoye la playe, « et par sa froideur garde l'inflammation et la fluxion « qui pourroient venir à la partie offensée. »

Mais, malgré l'autorité de ces noms, cette pratique n'a cessé de continuer et elle continue encore de nos jours, non seulement dans les campagnes, mais encore dans les grands centres de population.

Un médecin italien, contemporain d'A. Paré, se déclare aussi partisan de l'eau dans le traitement des plaies et des brûlures (1).

En 1563, Fallopio faisait un grand usage de l'eau froide ou tiède contre les ulcères, et Palazzo dit qu'il n'existe point de meilleur topique que l'eau simple pour ce genre d'affection.

En 1601, Fr. Martel, chirurgien d'Henri III, puis d'Henri IV, se servit aussi de l'eau froide dans le traitement des plaies, et, à l'exemple de Palazzo et d'A. Paré, il blâme sévèrement les pratiques des charlatans dans l'emploi de ce liquide. « Je dy donc « encore une fois, dit-il, que j'ai traicté plusieurs « playes avec l'eau seule, et estant aux armées dé- « pourveu de tout autre remède, et en ai veu des « succès très heureux... »

Enfin, Chirac et Lamorier se montrèrent égale-

1. J'ai eu occasion de traiter à Nice, deux jeunes filles atteintes de brûlures profondes sur diverses parties du corps, dont une aurait certainement succombé sans l'emploi des irrigations continues d'eau froide.

ment, au XVIIIe siècle, grands partisans de l'eau dans les maladies externes.

Un peu plus tard, en Allemagne, d'illustres chirurgiens, tels que Heister, Platner, Richter, Schmacker, Theden, Danter, préconisèrent à l'envi l'usage de l'eau en chirurgie ; et cependant, malgré tant de travaux et de noms illustres, on a vu son emploi dans les maladies externes tomber dans un oubli presque complet ; et ce n'est que vers la fin du XVIIIe siècle que Percy et Lombard imprimèrent une nouvelle impulsion à l'emploi chirurgical de l'eau froide.

Le célèbre chirurgien en chef de l'armée française, comme on sait, employait fréquemment l'eau simple en topique contre les accidents traumatiques, et il en obtint des succès innombrables; car jamais médecin n'avait expérimenté sur un aussi grand théâtre. « C'est principalement, dit-il, dans les plaies avec « déchirement des membranes, des aponévroses, des « tendons, etc., que l'eau a le plus d'efficacité. Avec « elle j'ai sauvé dans une foule de circonstances, où « aussi bien je n'avais pas d'autre secours à ma « portée, des membres et surtout des mains et des « pieds qui étaient à tel point dilacérés et maltraités, « qu'il paraissait imprudent d'en différer l'amputa- « tion. »

En présence de tant de succès, Percy, enthousiasmé, s'écriait : « Sydenham disait qu'il renonce- « rait à la médecine, si on lui ôtait l'opium ; pour « moi, j'aurais abandonné la chirurgie des armées, « si on m'eût interdit l'usage de l'eau. »

Mais, qui le croirait ? peu de temps après Percy, l'usage de l'eau fut encore négligé et oublié, au point que Breschet, A. Berard, Josse et Rognetta crurent de nos jours avoir fait une grande découverte en chirurgie, en employant les arrosions continues d'eau froide dans le traitement des plaies, des brûlures, du panaris, du phlegmon, de l'érysipèle, des fractures compliquées et autres lésions traumatiques. Mais, à vrai dire, ce procédé nouveau, comme tant d'autres, est, dans toute la rigueur du terme, *renouvelé des Grecs*. Ouvrez, en effet, le *Traité des fractures* d'Hippocrate et vous y trouverez un système à peu près complet d'irrigations continues.

Semblable aux grandes innovations, aux grandes vérités en général, comme le dit Bigel, l'utilité pratique de l'eau eut besoin de vaincre mille obstacles, de subir mille vicissitudes, de passer de siècle en siècle, de nation en nation, pour parvenir en se développant et se perfectionnant continuellement, à son point de maturité scientifique, et se faire reconnaître généralement et irrévocablement comme telle.

Comme on le voit d'après l'esquisse historique que je viens de tracer rapidement, l'emploi hygiénique et médical de l'eau est loin d'être nouveau ; seulement, avant Priesnitz, on ne s'est servi de ce liquide que comme d'un moyen accessoire destiné à seconder l'action des remèdes internes.

Entre les mains des anciens, comme le dit Scoutetten, l'eau était tout simplement un moyen empirique dont ils ne comprenaient pas le mode d'action.

Nous sommes donc en droit de conclure que l'hydrothérapie, telle qu'on la comprend aujourd'hui, c'est-à-dire l'ensemble des divers procédés, la doctrine qui préside à leur application, le but qu'on veut atteindre et les résultats obtenus, est une invention moderne qui exigea la création d'établissements spéciaux pour le traitement des maladies chroniques, et l'honneur en revient en grande partie à l'humble paysan de Silésie. Je dis en grande partie, car il est certain, comme le remarque Boyer, de Montpellier, que Priesnitz n'a fait que ressusciter de vieilles traditions médicales, abandonnées dans ce qu'elles avaient d'excentrique, et conservées seulement par quelques vétérinaires silésiens, qui les dénaturaient souvent en les mettant en usage. Priesnitz, plus habile qu'eux, a tenté d'appliquer à l'homme cette médication, *comme l'avaient fait cinquante ans auparavant des empiriques de son pays;* mais il le fit avec sagacité et discernement.

« A l'époque où Priesnitz débuta, dit Guettet, de Saint-Seine, c'eût été pour un praticien ordinaire un grand mérite que l'emploi opportun, un à un, de chacun des procédés dont se compose l'hydrothérapie ; mais il fit plus. Il les expérimenta, il en reproduisit et en discerna sainement les actions, en compléta la série et en féconda les effets, par une pratique pleine de hardiesse et de pénétration. »

Quoi qu'il en soit, la nouvelle méthode est particulièrement indiquée contre un grand nombre de maladies chroniques, et ce ne sont en général que les malades atteints de ces affections qui peuplent les établissements hydrothérapiques. Cependant on pourrait l'appliquer avec avantage à beaucoup de maladies aiguës, et ce n'est guère, comme nous l'avons vu, que contre ces maladies que les anciens employaient l'eau froide.

Dans la prochaine leçon, nous entrerons dans le vif de la question; nous décrirons les divers procédés qui constituent la méthode.

DEUXIÈME LEÇON

DESCRIPTION DE LA MÉTHODE HYDROTHÉRAPIQUE

§ I. — *Moyens internes.*

« L'eau est la meilleure des choses, a dit un grand poète de l'antiquité (1); elle est la boisson la plus nécessaire à l'homme, comme aux animaux. Aucun être organisé ne peut s'en passer. Elle est le meilleur dissolvant et le meilleur délayant que l'on connaisse : « Étancher la soif, réparer les pertes que fait conti-« nuellement en fluides l'organisme, favoriser la « digestion en fortifiant les organes à ce destinés, « aider l'absorption des substances acides, rafraîchir « et fluidifier la masse des liquides en circulation, « délayer, dissoudre et rendre plus propres à être « éliminées les substances morbides et stagnantes, « augmenter et activer les sécrétions, hâter les excré-« tions, surtout celles de l'urine qui éloigne une foule « de substances nuisibles, alléger la respiration en « aidant l'oxygénation du sang de toutes parts, enfin

1. Pindare. *Olymp.* 1, 1.

« établir et maintenir dans toutes les fonctions nor-
« males de l'organisme l'harmonie la plus parfaite
« possible, sont autant d'avantages attachés à un
« usage bien combiné de l'eau fraîche et pure prise
« à l'intérieur. » (Bigel.)

Comme agent thérapeutique, il y a peu de remèdes d'un emploi aussi général et d'une utilité plus incontestable que l'eau. L'eau répond aux indications d'un nombre considérable de maladies aiguës ou chroniques. L'eau froide en boisson convient dans le choléra, la dysenterie, les *fièvres ardentes*, spécialement dans celles qui offrent des symptômes bilieux et putrides. Son effet est directement sédatif, mais le principe vital réagit à cette impression et reproduit la chaleur soustraite; de là son effet tonique indirect (1).

Il est important de faire un choix judicieux de l'eau qu'on destine aux usages hydrothérapiques : elle doit être limpide, incolore, inodore. fraîche, légère, agréable au goût et parfaitement aérée. Ce sont là des qualités indispensables. L'eau de source est infiniment préférable à toute autre eau. L'eau est bonne lorsqu'une solution de savon n'y forme qu'un précipité léger, qu'elle blanchit parfaitement le linge et que les légumes y cuisent bien.

On a dit que l'usage habituel de l'eau éteint la vivacité du génie, et diminue les forces viriles et musculaires. C'est là une grande erreur : Cyrus, Démosthènes, Milton, Charles XII, Silvio Pellico, Garibaldi et André Tiraqueau étaient de franc-

1. Ribes, *Traité d'hygiène thérapeutique*. Paris, 1880.

buveurs d'eau. La fécondité virile et littéraire de ce dernier était telle qu'on a composé à ce sujet les vers suivants :

Tiraqueau. fécond à produire,
A mis au monde trente fils ;
Tiraqueau. fecond à bien dire,
A fait pareil nombre d'écrits.
S'il n'eût point noye dans les eaux
Une semence si féconde,
Il eût enfin rempli le monde
De livres et de Tiraqueaux (1).

Ajoutez à cela que les buveurs d'eau mangent ordinairement beaucoup, digèrent bien et parviennent à une grande vieillesse, exempte de toute infirmité.

On ne peut préciser d'avance la quantité d'eau que chaque malade doit boire dans les vingt-quatre heures, pendant le traitement hydrothérapique. Cette quantité varie suivant le saison, la température, l'âge, la constitution individuelle, la nature de la maladie, l'habitude, etc. Il est des personnes qui ne peuvent la tolérer qu'à des doses très modérées et prises par gorgées : ce sont les sujets anémiques, d'une constitution débile, d'un tempérament lymphatique, dont la force de réaction est faible et l'estomac très susceptible. Il y aurait du danger à forcer ces malades à boire plus qu'ils ne peuvent. Il en est d'autres, par contre, qui peuvent en avaler des quantités énormes ; ce sont les sujets parfaitement constitués, sanguins ou bilieux, les goutteux, les graveleux, les hémorrhoïdaires, les personnes atteintes

1. Cité par Gillebert-Dhercourt, dans ses *Observations sur l'Hydrothérapie*.

d'affections hépathiques ou d'un embarras dans la circulation de la veine porte. Les vieillards et les enfants supportent moins bien l'eau que les adultes : les premiers, parce qu'ils font peu d'exercice, et les seconds, parce qu'ils digèrent rapidement et qu'ils se refroidissent vite.

La quantité doit aussi varier suivant l'effet qu'on se propose d'atteindre. Veut-on, par exemple, obtenir un effet tonique ? on boira de l'eau très froide et à doses modérées. Veut-on, par contre, obtenir un effet sédatif ? l'eau devra être moins froide, les doses plus élevées et plus fractionnées. Veut-on enfin obtenir un effet dépuratif ? on en boira une quantité encore plus considérable.

Terme moyen, on doit en boire environ deux litres et demi à trois litres par jour, à doses fractionnées, bien entendu. En hiver, on en boira moitié moins et à doses plus fractionnées encore, par quarts de verre, par exemple.

Certains malades croient atteindre plus sûrement et plus promptement le but qu'ils désirent si vivement, la guérison, en avalant pendant longtemps d'énormes quantités d'eau. C'est là une erreur qu'il importe de détruire ; car on ne fait, par là, qu'affaiblir les fonctions digestives, modifier trop profondément les humeurs et surtout le sang, fatiguer les reins en les contraignant à une sécrétion excessive ; on soutire, en outre, une trop grande quantité de calorique à la fois aux organes internes, d'où le trouble de leurs fonctions (1).

1. Les expériences de Genth et Bœcker ont démontré que

Prise à des doses convenables, l'eau exerce, au contraire, une action excitante sur le tube digestif : elle stimule les fonctions de l'estomac, active les mouvements péristaltiques de l'intestin, et va parfois jusqu'à provoquer la diarrhée chez les sujets impressionnables.

C'est au début du traitement surtout qu'on doit boire avec prudence et mesure, aller, pour ainsi dire, en tâtonnant jusqu'à ce que la tolérance se soit établie ; on pourra alors augmenter la dose de l'eau sans inconvénient. Il n'est pas rare à cette époque, comme je viens de le dire, de voir survenir de la diarrhée. Lorsque celle-ci est légère, on ne doit pas s'en préoccuper ; si elle est trop abondante, on l'arrête avec un quart de lavement laudanisé pris le soir avant de se coucher.

C'est le matin, à jeun surtout, que l'eau doit être prise en abondance, car on a remarqué que les sécrétions sont plus actives dans la matinée.

Pendant les repas, on boira modérément de l'eau, et on s'en abstiendra immédiatement après, jusqu'à ce que la digestion soit faite.

Il n'est pas indifférent de boire pendant qu'on est en repos ou bien en mouvement. Dans le premier cas, l'ingestion de l'eau froide, en soustrayant une trop grande quantité de calorique à la fois, produit

par l'ingurgitation d'une grande quantité d'eau fraîche la métamorphose régressive est singulièrement activée ; de là, sécrétion plus abondante d'urines. En même temps l'oxydation interne est augmentée. Lorsque l'organisme retourne à son état normal, la métamorphose régressive est retardée, et la métamorphose progressive (nutrition, proprement dite) est au contraire activée.

le ralentissement de toutes les fonctions, excepté de celles des reins : de là des congestions redoutables vers les organes importants, surtout vers les poumons ou le foie, et cela est aisé à comprendre, car le repos est déjà par lui-même une cause de refroidissement.

Il importe donc de se promener quand on boit beaucoup d'eau, car le mouvement active la circulation, développe la chaleur, favorise les fonctions de la peau, augmente l'exhalation pulmonaire, et diminue la sécrétion des reins. L'exercice ne doit cependant pas être trop violent, de manière à provoquer la sueur ; car, dans ce cas, on courrait un autre danger, celui d'arrêter trop brusquement la transpiration active, de congestionner les organes internes, et partant de donner naissance à l'inflammation de quelques-uns d'entre eux.

Il n'en est pas de même lorsque la sueur est produite par l'élévation artificielle de la température externe ou par le maillot. On peut, dans ce cas, boire froid impunément. Pourquoi cette différence? C'est que, dans le premier cas, tous les organes se trouvent dans une sorte d'activité fébrile, la transpiration n'est pas le fait prédominant. elle n'est que l'indice de l'excitation générale. Rien d'étonnant dès lors, qu'un refroidissement subit amène de graves désordres.

Dans le procédé hydrothérapique, par contre, l'organisme continue son jeu habituel sans secousses, sans violence et presque avec son rythme normal. Quand la sueur arrive, la peau seule est vivement stimulée et l'ingestion de l'eau à l'intérieur, ou l'immersion dans ce liquide, ne fait qu'enlever l'excès de calorique, sans produire aucune secousse dans l'économie, car ici, la transpiration est passive; elle n'est pas, comme dans le premier cas, le résultat de l'excitation générale de tout l'organisme.

L'eau en boisson ne doit pas être prise trop froide, au-dessous de 9° ou 10° centigrades par exemple, car elle produirait une astriction pénible et ne pourrait pas être tolérée. Baldou en a fait l'expérience : il a fait boire à ses malades de l'eau à + 3° 3/4 centigrades, et deux seuls ont pu la supporter.

L'eau ingérée à une température de + 9° à 10° centigrades est éliminée promptement par les urines ou la transpiration à la température de + 37° (1).

Cette élévation de la température doit être évidemment attribuée à un surcroit dans la production de la chaleur animale. « Or ce surcroît dans la pro-« duction de la chaleur suppose nécessairement, « comme le dit Lubanski, une augmentation d'activité « dans l'accomplissement de tous les actes orga-« niques qui concourent à sa formation ; il suppose « aussi une dépense matérielle de la part de nos or-« ganes, puisqu'il ne peut y avoir du calorique pro-

1. L'eau ingérée en abondance et éliminée par les urines ne passe pas par la grande circulation, et ne se mêle pas au sang. Elle passe directement de l'estomac à travers le foie vers les reins, à l'aide d'un appareil spécial (le système de Jacobson), si bien décrit par M. Cl. Bernard.

Ce fait est dû à des anastomoses directes dites par abouchement, entre la veine porte et la veine cave, à l'aide d'une espèce de reflux qui a lieu au moment de la contraction de l'oreillette. Le sang, au lieu de remonter par la veine cave, est refoulé; il descend, entre dans les veines rénales et donne lieu immédiatement à la formation de l'urine.

« duit sans qu'il y ait en même temps de la matière « organique détruite.

« La consommation de la matière organique est « donc le résultat principal de l'usage de l'eau froide « en boisson, dont la quantité aussi bien que la tem- « pérature déterminent par conséquent l'importance « de cette consommation (1). »

Les lavements, les injections, les douches vaginales et rectales, les gargarismes font aussi partie des moyens internes de l'hydrothérapie.

Les lavements ont pour but : 1° de combattre la constipation et l'atonie du gros intestin et de la vessie ; 2° de calmer l'irritation de la vessie, du rectum et de remédier a la procidence de cet intestin ; 3° de faire pénétrer une grande quantité d'eau dans le sang. 4° de combattre la dysenterie, les hémorrhoïdes, la leucorrhée ; 5° d'arreter une hémorrhagie anale.

Dans le premier cas, il faut administrer les lavements entiers et pousser doucement, afin de dilater graduellement l'intestin et de le rendre ainsi à même de recevoir toute l'eau du lavement.

Dans tous les autres cas, on se bornera à des demi ou à des quarts de lavement.

Les lavements froids sont directement astringents et donnent du ton à l'intestin par la réaction qu'ils excitent ; ils dissipent ainsi la constipation par atonie que les lavements chauds ne feraient qu'augmenter

L'effet sédatif, le resserrement des vaisseaux expliquent leur efficacité dans les hémorrhagies intestinales et les hémorrhagies par faiblesse.

1. Lubanski. *Examen physiologique de l'Hydrothérapie.*

Il est bon de prendre quelques précautions dans l'administration des lavements froids : pour commencer, l'eau doit être modérément froide. En général, il faut graduer pendant quelques jours la température.

Il est parfois utile d'employer l'eau glacée, comme dans les cas d'hémorrhagie ou d'inflammation du rectum, de paralysie de la vessie.

En outre de l'action locale, les lavements froids exercent une puissante action générale sur la circulation, la calorification, l'innervation, en un mot, sur tous les organes et sur toutes les fonctions de l'économie. Leur action est en raison directe de la soustraction du calorique ainsi que l'a démontré M. Foltz, de Lyon; de là apaisement de la soif, augmentation de l'appétit et des sécrétions.

La durée d'action du lavement est en raison inverse de sa température, plus il est froid, plus elle se prolonge. En outre, l'effet produit sur l'organisme met à se dissiper un temps double de celui qui a été nécessaire pour sa production. Ainsi, par exemple, si la réfrigération a mis une heure à se produire, elle en mettra deux à se dissiper, soit une durée totale de trois heures.

Quelle que soit sa température initiale, le lavement froid produit, dans les cinq premières minutes, les deux tiers de son effet. En un quart d'heure il en produit les trois quarts et dans une heure au plus la totalité.

En résumé, l'expérience prouve que le lavement froid ralentit le pouls et abaisse la température animale en raison directe de la quantité d'eau introduite et en raison inverse de sa température, avec une précision qui les rapproche des agents physiques.

Un litre d'eau à zéro peut amener un ralentissement d'au moins douze pulsations et un abaissement de température de 0, 60 chez l'adulte.

A 19° l'effet sera nul.

Si plusieurs lavements froids sont pris et rendus successivement à des courts intervalles, les effets accumulés peuvent devenir très intenses, ralentir énormément le pouls, abaisser la température de plusieurs degrés et se prolonger sans réaction.

Ainsi, répétons-le, le lavement froid a une action physiologique locale et générale. L'action locale consiste en une sensation de fraîcheur suivie de contraction intestinale. — L'action générale produit le ralentissement du pouls, la diminution de la température et la sédation du système nerveux. Elle apaise la soif, stimule l'appétit et augmente les sécrétions.

Telle action rafraîchissante, sédative et tonique est d'autant plus intense et durable que le lavement est plus froid et plus abondant ou renouvelé.

Les indications thérapeutiques qui en découlent sont très nombreuses. Le lavement par son action locale convient dans les maladies de l'abdomen et, par son action générale, dans les maladies fébriles et surtout dans la fièvre typhoïde, dans laquelle j'ai obtenu d'excellents effets.

Les lavements froids doivent être souvent renouvelés, dans la fièvre thyphoïde particulièrement.

On fait rarement usage de lavements dans les établissements hydrothérapiques; ils sont remplacés avantageusement par les douches ascendantes ou rectales, dont l'action est puissante par la force du jet.

Leur emploi trouve son utilité dans la pratique privée. J'en ai fait usage avec succès dans la fièvre typhoïde, surtout lorsqu'elle était compliquée d'hémorrhagie intestinale (1).

Les *douches rectales* doivent avoir un jet d'un mètre et demi et pas davantage, car les dispositions anatomiques de l'intestin s'opposent à un jet plus considérable. Elles sont conseillées contre les engorgements de la matrice, de l'ovaire et de tous les organes internes, les affections atoniques de la vessie, les diarrhées chroniques, les chutes du rectum, etc.

Les *injections froides* dans les cavités peuvent être employées avec avantage dans la pratique privée. Elles sont indiquées contre le coryza, l'épistaxis, l'ozène, la perversion de l'odorat, l'engorgement cérumineux du conduit auditif externe, l'engorgement de la trompe d'Eustache, l'urétrite, le catarrhe vésical, les plaies fistuleuses, la leucorrhée, l'engorgement et les ulcérations du col de l'utérus.

On les pratique à l'aide d'une petite seringue en verre, ou d'une grosse seringue en melchior ou en étain, suivant la cavité dans laquelle elles doivent être poussées. Pour la trompe d'Eustache, le vagin et la vessie, on adapte à la seringue une sonde ou un tube en caoutchouc.

1. Voyez mon mémoire sur les *fièvres continues graves*. (*Union médicale*, 1850.)

Dans ces divers cas, l'eau est employée 1° comme moyen détersif : sa température doit être alors de + 12° à 14° centigrades ; 2° comme moyen antiphlogistique, et sa température sera de + 6° à 10° ; 3° comme agent stimulant, dans ce cas, l'eau doit être très froide et parfois même glacée.

Dans les affections du vagin et de l'utérus, les injections peuvent être remplacées par l'irrigateur à jet continu de Maisonneuve, et dans les établissements hydrothérapiques par les douches vaginales. Elles sont ici d'une grande utilité. J'ai vu des engorgements considérables du museau de tanche, avec déplacement de l'utérus, céder promptement sous l'influence des douches vaginales et rectales, combinées avec les divers procédés hydrothérapiques.

Aran traitait également ces maladies par les mêmes moyens à l'hôpital Saint-Antoine, où il avait fait établir les appareils hydrothérapiques les plus indispensables.

Les *gargarismes* d'eau froide, enfin, sont très utiles dans l'angine simple et couenneuse, et dans les inflammations des diverses parties de la cavité buccale, et comme moyen hygiénique pour la conservation de la dentition (1).

Tels sont les moyens internes de l'eau froide. Nous allons maintenant passer aux moyens externes. Ceux-ci sont nombreux : ce sont les bains entiers, les bains partiels, les ablutions, les lotions, les affusions, les douches, le maillot, les ceintures mouillées, etc.

1. Le docteur comte de Grand-Boulogne a préconisé la glace administrée fréquemment par la bouche contre l'angine couenneuse. Il considère ce traitement comme héroïque.

§ II. — *Moyens externes.*

L'usage de l'eau à l'extérieur est soumis, comme son usage à l'intérieur, à des règles générales qu'il importe de bien connaître.

De tous les moyens hygiéniques, l'application de l'eau à l'extérieur est sans contredit le plus général et le plus puissant pour la conservation de la santé.

L'application de l'eau froide varie suivant le mode d'application. Dans un premier mode la réaction est évitée avec soin par la continuité de l'application. On obtient le même effet en employant l'eau à des températures modérées (+ 24° à 30° C.)

L'eau agit ici comme agent antiphlogistique, réfrigérent, sédatif.

Dans le second mode, par contre, c'est la spontanéité vitale que l'on recherche, à savoir un effet excitant. Dans ce cas, l'eau doit être froide et son application d'une courte durée.

Mais ici on doit être très réservé dans l'application du froid aux âges extrêmes de la vie. Chez les vieillards, les artères peuvent être le siège d'athéromes et l'eau froide en augmentant la tension du sang pourrait les briser et donner lieu à de très graves désordres.

Chez les enfants, avant l'âge de sept ans révolus, les applications froides ne conviennent pas davantage, car l'impressionnabilité à cet âge est si grande qu'on doit toujours craindre la surexcitation du système nerveux, les convulsions, etc.

A part ces cas il n'y a pas de meilleur tonique que l'eau froide à l'extérieur. « Son action excitante sur « la peau et les muqueuses, dit Bigel, l'ébranlement « bienfaisant qu'elle imprime aux systèmes nerveux « et vasculaire, pour en provoquer la réaction éner- « gique, le développement d'une douce chaleur à la « périphérie, une circulation des fluides plus libre « et plus facile, des mouvements musculaires plus « dégagés, une transpiration plus large, une aug- « mentation considérable des fonctions sécrétoires « et excrétoires, une plus grande pénétration de « tous les sens, un esprit plus dispos, une volonté « plus ferme et un cœur plus calme, voilà les bien- « faits que l'hygiène peut tirer des bains, des lotions, « en un mot, de l'usage de l'eau froide à l'extérieur. »

En général, on ne doit pas se soumettre à l'action externe de l'eau froide lorsque le corps est trop échauffé, trop fatigué ou couvert de sueur, car on courrait risque de provoquer de graves désordres dans l'économie.

Qu'il me soit permis cependant de vous faire remarquer que Bégin s'est souvent jeté dans les eaux de la Moselle immédiatement après une longue promenade qui commençait à exciter de la rougeur à la peau et même à la couvrir de sueur. Loin d'éprouver alors quelque inconvénient, il remarquait que la réaction était plus prompte, beaucoup plus facile et bien plus complète. J'ai plusieurs fois remarqué la même chose ; néanmoins, je le répète, il est prudent d'éviter la sueur excitée par un exercice forcé : car, comme le fait observer avec raison Gillebert-Dhercourt, un exercice trop exagéré imprime une trop grande activité à la circulation, et refoule, par des contractions musculaires trop multipliées, le sang dans les organes centraux. A ce point, on comprend que la réaction ne soit plus possible, et que l'immersion dans l'eau puisse être suivie de dangers (1).

Alexandre le Grand faillit payer de sa vie l'imprudence qu'il commit en se précipitant, couvert de poussière et de sueur, dans les eaux du Cydnus ; et, seize siècles après, l'empereur Barberousse trouva la mort dans le même fleuve, à la suite de la même imprudence.

On ne doit pas non plus s'y exposer quand le corps est trop refroidi et engourdi par un long repos ; car, dans cet état, il ne pourrait pas réagir avec assez de force contre l'action immédiate du froid, qui vient encore ajouter à l'inactivité de la vie périphérique et pourrait causer des désordres et même des ruptures dans les organes internes par la trop grande accumulation de la masse sanguine.

Le malade se livrera donc à un exercice préalable, afin de provoquer un afflux de sang à la périphérie et développer ainsi une chaleur douce et naturelle, qui dispose favorablement le corps à réagir contre l'action du bain ou de la douche froide. Il arrive quelquefois que le patient ne peut pas se livrer à un exercice actif, ou bien que celui-ci est insuffisant ; on doit alors avoir recours aux exercices passifs, à savoir aux frictions faites sur la peau avec une brosse de flanelle, ou avec un drap sec et rude, ou mieux encore à la chaleur extérieure à l'étuve.

1. *Obs. sur l'Hydrothérapie.*

On évitera par la même raison les émotions profondes de l'âme et les fortes contentions d'esprit.

Une autre précaution indispensable qu'on ne doit jamais négliger, en se soumettant à l'action externe de l'eau, c'est l'état de l'estomac. Celui-ci doit toujours être à jeun ou après digestion parfaite, attendu que pendant la digestion il y a vers cet organe afflux considérable de sang que l'application du froid augmenterait infailliblement, et le travail de la digestion serait troublé.

On se gardera aussi de se mettre à table immédiatement après. Avant de manger il faut se livrer à l'exercice, se promener, afin d'entretenir la réaction. Ces préceptes sont d'une rigueur absolue.

La promenade faite dans le but de maintenir la réaction doit, autant que possible, se faire en plein air, quels que soient le temps et la saison; sa durée doit être d'une heure après chaque opération. Il est très important de ne pas négliger cette précaution, autrement, comme l'observe M. Vidart, la réaction n'étant pas suffisamment entretenue, peut s'établir imparfaitement, et, quelques heures plus tard amener un refroidissement dont on recherche alors vainement les causes, et qu'on met trop complaisamment sur le compte de l'eau froide (1).

DES LOTIONS. — C'est par les lotions qu'on commence ordinairement le traitement hydrothérapique. La température de l'eau est appropriée à l'impression-

1. *Etudes pratiques sur l'Hydroth.*, p. 119, 2e édit. Paris, chez Cherbuliez, 1855.

nabilité de chaque malade : elle varie de + 20° à + 25° centigrades, et on descend progressivement à + 12° ou 15° dans la même séance.

On les pratique à l'aide de deux serviettes trempées dans l'eau : avec l'une le malade se frictionne lui-même la partie antérieure du corps, avec l'autre un aide lotionne la tête, le dos, les reins et les membres.

Il serait utile de faire les premières lotions avec de l'eau de savon, afin de bien nettoyer la surface cutanée et de la débarrasser de la matière sébacée qui la recouvre à l'instar d'un vernis.

L'opération doit être pratiquée vivement, en trempant à plusieurs reprises les serviettes dans l'eau, et ne doit durer que quelques instants.

Les serviettes peuvent être remplacées par une grosse éponge, ou bien encore par les mains, comme le faisait Priesnitz. Ce dernier moyen est abandonné aujourd'hui.

Il est encore une autre manière de faire les lotions : elle consiste à jeter sur le corps du malade un drap mouillé et légèrement tordu, et par-dessus ce drap on pratique avec les mains des frictions sur toute la surface de la peau.

Les lotions ou frictions au drap mouillé saisissent, impressionnent et secouent plus vivement le patient que les lotions avec les serviettes et l'éponge et, partant leur effet est plus énergique. Elles conviennent parfaitement aux personnes qui, sous l'influence d'une irritation chronique de l'appareil digestif, ont toujours la peau chaude et sèche. Elles sont également utiles dans les lassitudes, à la suite d'une marche forcée ou d'un long voyage.

Quel que soit le moyen dont on s'est servi, une fois l'opération terminée, on essuie le malade avec un drap sec et rude, et on l'engage à faire pendant une heure de l'exercice, soit en se promenant d'un pas leste et rapide, soit en se livrant à un exercice modéré quelconque afin de réveiller la chaleur et de solliciter le mouvement d'expansion du sang à la périphérie et de provoquer une bonne réaction.

Les lotions doivent être faites une ou deux fois par jour, suivant la force réactionnelle du malade. Elles se font le plus souvent à grande eau, en trempant fortement les linges dans l'eau à plusieurs reprises différentes. Quelquefois on les tord avant de s'en servir : dans ce cas, c'est plutôt une friction humide qu'une véritable lotion.

Pratiquées pendant quelques minutes, les lotions agissent comme excitantes; elles sont sédatives lorsqu'on laisse le drap sur le corps jusqu'à ce qu'il commence à tiédir légèrement, et qu'on le remplace ensuite par un nouveau drap froid, et ainsi de suite pendant une demi-heure, une heure, suivant les besoins.

La première impression de toute application d'eau froide est très pénible : le patient éprouve souvent de la suffocation, mais bientôt après, sous l'influence des frictions la peau rougit rapidement, une douce chaleur ne tarde pas à envahir tout le corps, et le malade éprouve un sentiment de bien-être ineffable (1).

1. Si la suffocation tendait à se prolonger, on engagerait le malade à faire des expirations forcées, comme s'il voulait éteindre une bougie. (A. Rey.)

Après deux ou trois jours et même davantage, suivant l'impressionnabilité du malade, les lotions sont remplacées par la douche.

Les lotions devraient faire partie de l'hygiène domestique, car elles exercent une influence très favorable sur toutes les fonctions, et surtout sur les fonctions de la peau, qu'elles activent énergiquement en imprimant une grande activité à la circulation capillaire, et la rendent de la sorte insensible aux brusques changements de température et à l'action nuisible du froid et de l'humidité.

Elles sont utiles contre les irritations chroniques du tube digestif, avec peau chaude et sèche.

Le drap mouillé, sans frictions, répété plusieurs fois, est un sédatif puissant, et convient particulièrement dans la fièvre typhoïde à forme ataxique. On a soin alors d'attendre l'échauffement complet du drap, d'une demi-heure à deux heures, avant de le renouveler; si on ne le renouvelle pas, comme le remarque le docteur Delmas, il devient légèrement excitant, et convient particulièrement dans la fièvre typhoïde à forme adynamique.

Les lotions conviendraient particulièrement aux enfants chétifs et débiles, dont elles relèveraient les forces; et certes on ne verrait pas tant de scrofuleux, de phtisiques et de rachitiques, si l'on faisait un plus fréquent usage des lotions générales plus ou moins mitigées. Ce serait un excellent moyen de régénérer la race humaine, dont la constitution tend sans cesse à se détériorer.

Des affusions. — Pour pratiquer les affusions, on

fait placer le malade tout nu, debout ou assis, au milieu de la salle des bains ou dans une baignoire, et on lui verse sur la tête et sur les épaules un ou plusieurs seaux d'eau froide.

Les affusions sont plus énergiques que les simples lotions; elles sont très utiles dans la prostration des forces; elles raniment la vitalité prête à s'éteindre, comme dans la dernière période de la fièvre typhoïde; elles calment aussi la surexcitation nerveuse qui accompagne souvent ces fièvres, et apaisent la grande sécheresse de la peau dans la fièvre scarlatine avec symptômes ataxiques, ou avec un caractère inflammatoire du côté des voies respiratoires. Elles sont également recommandées dans les congestions et les inflammations du cerveau, dans l'hystérie, l'hypocondrie, les paralysies dynamiques, etc.

Il faut être prudent dans l'emploi des affusions, et en surveiller attentivement l'administration. On ne les fera pas, par exemple, pendant la période de froid des fièvres intermittentes, ni pendant celle de desquamation dans les fièvres exanthématiques.

Leur durée doit être de deux à trois minutes. Currie et Giannini en faisaient un fréquent usage. Priesnitz les combinait avec le demi-bain : il se servait dans ce cas, pour verser l'eau, d'une carafe ou d'un arrosoir dont il ôtait la pomme.

Des bains. — Les bains sont généraux ou partiels. Les bains généraux sont très fréquemment employés en hydrothérapie : ils se prennent dans des piscines. Les piscines sont des bassins creusés dans le sol.

dont les parois sont carrelées avec des carreaux de marbre ou de faïence, ou bien encore tapissées avec du ciment romain.

La forme généralement adoptée pour les piscines est celle d'un carré oblong; mais on comprend que la forme est insignifiante. Elles doivent avoir au moins un mètre quarante centimètres de profondeur, trois mètres et demi de longueur et deux mètres de largeur pour que l'on puisse s'y mouvoir et nager à l'aise. Une corde est suspendue au milieu du plafond pour les personnes qui ne savent pas nager.

L'eau doit y être amenée directement de la source et s'y renouveler sans cesse, de sorte que sa fraîcheur soit toujours à peu près la même.

Quel est le degré de température de l'eau le plus convenable pour les usages hydrothérapiques ?

Pour Henry c'est celle de 8° à 10°;

Pour Duval, celle de 4° à 7°.

Eh bien! je déclare qu'une telle eau ne se trouve qu'au dessous des glaciers et que c'est là qu'il faut aller la chercher.

L'eau de source éloignée des montagnes n'a que 12° à 15°, et c'est avec l'eau de source ou l'eau de mer, que, depuis 32 ans je fais de l'hydrothérapie, pendant l'été, dix ans à Lyon et vingt-deux ans au Croisic, sur les côtes de l'océan, où l'eau n'est jamais au-dessous de 14° à 15°, et cependant j'ai obtenu d'éclatants succès et j'ai toujours vu la réaction se faire parfaitement, et il en doit être ainsi, car la différence entre la température de ces eaux et celle de la température animale est assez considérable, comme on voit.

Avant de permettre la piscine aux malades, il importe de les y préparer par les lotions, les affusions froides, les douches, etc. On la prend ordinairement le matin à jeun.

Le malade doit s'y précipiter sans hésitation, surtout s'il sort du maillot; car, dans ce cas, s'il hésitait, il courrait le risque de faire cesser la transpiration et d'amener le refroidissement du corps. L'effet qu'on désire obtenir serait ainsi manqué.

Les auteurs conseillent aux malades de se frotter rapidement, en sortant du maillot, la tête, la face et la poitrine, avec de l'eau froide, et de s'élancer ensuite dans la piscine, afin d'éviter, disent-ils, des congestions vers la tête et la poitrine. Nous croyons ces craintes chimériques, attendu que nous n'avons jamais vu survenir aucun accident.

Le pouvoir réfrigérant de la piscine à une basse température est bien plus prononcé que celui de la douche. Une immersion de 3 secondes détermine un abaissement de la température centrale qui est presque le double de celui que produisait la douche à durée et à température égales (Dr BOTTEY).

La durée du bain doit être proportionnée à la quantité de calorique qu'on veut soustraire au malade, et à la facilité de la réaction ; mais, dans aucun cas, elle ne doit dépasser trois ou quatre minutes, si l'on se propose d'obtenir un effet excitant (1) ; elle sera bien moins longue encore si la réaction est faible si les doigts restent longtemps pâles et les joues

1. L'action du bain froid varie suivant que sa durée est courte ou prolongée. Dans le premier cas, le bain est excitant et dans le second, sédatif.

livides, ou bien s'il y a claquement convulsif des mâchoires. Suivant Schedel, il est un moyen certain de doser le temps du bain froid : ce moyen consiste à faire placer un bras du malade hors de l'eau. Or, tant que l'eau se vaporise avec rapidité sur la peau, il n'y a aucun danger à y séjourner ; car, tant que la chaleur du corps reste élevée, aucune suite fâcheuse n'est à craindre.

On comprend d'ailleurs que la durée du bain doit encore se régler sur la température de l'eau, l'exercice qu'on s'y donne et l'impressionnabilité du malade. Il est évident que plus l'eau est froide, moins la durée doit être longue. D'un autre côté, plus on s'y donne du mouvement, et plus le bain peut durer longtemps impunément, jusqu'à une certaine limite cependant. Mais dès que le frisson se fait sentir, il est prudent de sortir du bain (1).

Aussi longtemps que le malade reste dans l'eau, il doit donc se livrer à la natation ou tout moins se remuer, s'agiter, se frotter les bras, les jambes, la poitrine, et notamment les parties douloureuses ou souffrantes ; car le mouvement et particulièrement les frictions activent la circulation sanguine, font affluer plus abondamment le sang dans les vaisseaux capillaires, modifient la sensibilité tactile, accumulent sur la peau une plus grande quantité de fluide électrique, et

(1) A mon avis, il ne faut jamais attendre l'arrivée du frisson pour sortir de la piscine. Il vaut toujours mieux en sortir un peu plus tôt qu'un peu plus tard. On ne saurait trop conseiller aux malades de suivre rigoureusement les prescriptions du médecin pour la forme et la durée des exercices hydrothérapiques ; c'est le moyen d'éviter des accidents fâcheux.

concourent de la sorte à la reproduction de la chaleur animale que l'on ne cesse d'enlever.

En sortant du bain on essuie le patient avec un drap rude, en le frictionnant vivement : la réaction ne tarde pas à s'opérer ; on la maintient et on l'augmente par la promenade ou la gymnastique. Le malade se sent alors plus léger et plus dispos, et ses idées sont plus gaies et plus riantes.

Si les mouvements sont difficiles ou impossibles, en cas de paralysie, par exemple, on pratiquera le massage et l'exercice passif des membres.

Il est difficile aux paraplégiques de descendre dans la piscine, c'est pourquoi je leur prescris préférablement la douche : mais si l'on voulait absolument faire usage de la piscine à leur égard, on les placerait dans un drap tenu par plusieurs personnes, et on les plongerait à trois ou quatre reprises dans l'eau. C'est là ce qu'on appelle l'*immersion*, dont Giannini faisait un si fréquent usage.

Dans les établissements bien aménagés, le malade impotent est placé dans une sorte de nacelle disposée au-dessus de la piscine qu'on descend à l'aide d'un treuil annexé à une potence.

On croirait de prime abord que le bain pris à une si basse température est un vrai supplice, surtout lorsqu'on sort du maillot, tout ruisselant de sueur. Mais ce n'est vraiment que la première impression qui est pénible ; peu de temps après on s'y trouve fort bien. J'ai vu des malades auxquels la piscine, après le maillot, causait une sensation de plaisir et même de *volupté*. C'est l'expression dont se servait un malade atteint de tremblement de la moitié droite du corps ; et cela se conçoit, car l'eau froide ne fait qu'enlever l'excédent du calorique accumulé à la peau.

Il est des cas dans lesquels les bains généraux peuvent être nuisibles : c'est lorsqu'il y a menace de congestion au cerveau ou aux poumons, et lorsque le malade éprouve une grande oppression à sa sortie du bain. On doit alors remplacer la piscine par des lotions mitigées ou le bain partiel, dans lequel le malade est soumis à de fortes frictions.

Le grand bain sans sudation préalable est aussi un bain hygiénique par excellence ; c'est celui dont on fait le plus souvent usage. La plupart des personnes n'en prennent pas d'autres dans le cours de leur vie. On les prend ordinairement dans les fleuves, les lacs ou la mer.

Le bain général froid est utile dans les fièvres éruptives, les fièvres inflammatoires et typhoïdes, lorsqu'il s'agit d'amener une détente générale.

Son emploi est encore indiqué dans les maladies dépendantes d'un état morbide général ou affectant un système entier : telles sont les congestions, les hémorrhagies passives, les dispositions aux scrofules ou au rachitisme, la faiblesse générale du système nerveux ou digestif, le trouble dans les évacuations naturelles, l'anémie, la chlorose, les névropathies, la spermatorrhée, etc.

Il est cependant, selon Beni-Barde, certains névropathes, les hystériques particulièrement, qui ne peuvent supporter les bains d'immersion dans l'eau froide. « Que d'exemples d'hystériques qui, incapables, au début de leur traitement, de supporter l'eau froide, l'ont très bien tolérée après avoir été soumises pendant un temps plus ou moins long aux immersions dans des piscines tièdes et ont ainsi obtenu une complète guérison! » (Beni-Barde.)

TROISIÈME LEÇON

BAINS PARTIELS ET DOUCHES

§ I. — *Bains partiels.*

L'action des bains partiels est bornée à la partie qui est en contact immédiat avec l'eau froide. Mais comme toutes les parties de l'économie sont solidairement liées entre elles, il en résulte que les effets physiologiques qu'ils déterminent sont employés dans un but de *dérivation*. En effet, à l'aide des bains partiels, on peut congestionner à volonté un point déterminé de l'organisme. Or, cette congestion a lieu évidemment aux dépens du sang d'autres parties : de là leur effet *dérivatif*.

Les bains partiels dont on se sert le plus souvent sont les demi-bains, les bains de siège, les bains de jambes et de pieds.

Les *demi-bains* étaient fort prisés à Græfenberg ; Priesnitz en faisait la pierre de touche pour ses malades. C'est par ces bains qu'il jugeait de l'aptitude réactionnelle de chacun d'eux, et c'est ordinairement par le demi-bain qu'il commençait le traitement.

Voici comment le demi-bain doit être pris : Le malade s'asseoit tout nu dans une baignoire en bois ou en zinc très basse, de 24 ou 25 centimètres, supportée par quatre pieds de 48 à 50 centimètres de hauteur. Cette baignoire ne contient que quelques centimètres d'eau froide ou dégourdie, suivant l'effet qu'on veut obtenir. Un ou plusieurs aides frictionnent vivement le patient avec les mains ou une éponge trempée dans l'eau du bain.

Le malade aide lui-même à cette opération en se frottant vigoureusement les jambes, les bras et la poitrine. De temps en temps on fait des ablutions sur la tête et le dos du malade avec de l'eau du bain ou de l'eau plus froide.

L'eau du demi-bain, comme je viens de le dire, est froide (+ 8° à 15°) ou dégourdie (à + 18° ou 24°). Dans le premier cas, on obtient un effet révulsif puissant; le bain ne doit pas être prolongé au delà d'un quart d'heure.

Il est utile dans les fièvres typhoïdes avec excitation cérébrale.

Le demi-bain dégourdi convient aux personnes faibles, délicates et aux enfants.

Dans les maladies chroniques la durée du demi-bain peut être prolongée fort longtemps, plusieurs heures ; c'est lorsqu'on veut provoquer une profonde perturbation dans toute l'économie et faire naître la fièvre. Dans ce cas, Priesnitz avait pour habitude de renouveler l'eau dès qu'elle s'échauffait. Il l'employait comme dérivatif contre les congestions cérébrales et thoraciques. Quant à moi, je n'ai jamais fait usage de demi-bains si prolongés.

On fait quelquefois alterner le demi-bain dégourdi avec le bain entier. Le malade, après avoir été frictionné pendant huit à dix minutes, de manière à faire rougir la peau, se jette dans la piscine, en fait le tour en nageant ou autrement, et revient dans le demi-bain où l'on recommence à le frictionner, puis il se replonge dans la piscine, et on alterne ainsi à plusieurs reprises les frictions dans la baignoire et l'immersion dans l'eau.

Priesnitz affectionnait beaucoup ce genre de bains dans les congestions cérébrales, les névropathies générales, et surtout dans la faiblesse des membres inférieurs. Il est encore utile chez les malades très faibles qu'on n'ose soumettre exclusivement à l'emploi de l'eau froide, de crainte que la réaction ne se fasse point chez eux d'une manière suffisante.

L'effet stimulant, révulsif et dérivatif qu'on produit de cette manière est vraiment héroïque, suivant Priesnitz.

Bains de siège. — Leur action varie suivant la durée et la température de l'eau froide. Froid et court (8° centigr. et durée de 5 minutes), le bain de siège est un révulsif énergique, — à la même température, mais, prolongé, il favorise la circulation profonde du bas-ventre et abaisse la chaleur animale. Les bains de siège sont à eau dormante, ou à eau courante. Les premiers se prennent dans des baignoires ordinaires en zinc, ou tout simplement dans un baquet en bois (1).

Les bains de siège à eau courante consistent dans un vase assez profond pour que les malades puissent avoir de l'eau jusqu'au nombril. Ces bains sont formés d'une double enveloppe; l'interne est percée d'une multitude de petits trous à travers lesquels l'eau jaillit avec force : chaque jet converge vers le centre du bassin et vous frappe comme un dard, dès qu'on ouvre le robinet qui donne accès au liquide dans l'intérieur des deux enveloppes. Au fond du vase est une ouverture pour l'écoulement de l'eau. Il y a des bassins munis d'une douche ascendante qui, pendant l'arrosage latéral, dirige verticalement un jet plus fort sur le périnée.

Le malade, pendant tout le temps de son immersion dans l'eau, doit se frotter vigoureusement le ventre et toutes les parties qui y sont plongées.

Il est utile parfois de lui donner à boire de l'eau froide par petites gorgées à la fois, pendant la durée

1. Vidart divise ces bains en *toniques*, *résolutifs* et *dérivatifs*.

La température des premiers ne doit jamais dépasser + 12° R., et leur durée sera de 5 à 15 minutes.

La temperature des bains de siège résolutifs doit varier entre + 14° et 25° R., et leur durée sera d'un quart d'heure à une heure.

La température des bains de siège dérivatifs doit être de + 5° R. Ce sont les bains de siège à eau courante. Leur durée ne depassera pas 5 minutes.

Johnson a observé que le pouls perd 20 pulsations après un bain de siège de 30 minutes à 18° centigr., si le pouls avant le bain est élevé par l'exercice musculaire et si pendant le bain le corps n'est pas hermétiquement enveloppé. Dans le cas contraire, la perte est nulle ou très faible.

du bain. La peau qui est en contact avec l'eau ne tarde pas à rougir, et, à la sortie, une zone bien nette indique le niveau de l'immersion. Après avoir été bien essuyé, le malade se livrera à l'exercice jusqu'à parfait réchauffement. Ordinairement, le sentiment de fraîcheur locale qu'il éprouve ne disparaît qu'au bout d'une demi-heure ou une heure d'exercice.

Il est des personnes auxquelles le bain de siège occasionne des congestions vers le cerveau ou la poitrine. Dans ce cas, il est nécessaire de leur couvrir la tête avec un linge mouillé, souvent renouvelé. On leur conseillera, en outre, l'exercice avant le bain; quelquefois même celui-ci devra être précédé de frictions générales avec le drap mouillé : le malade n'entre ainsi dans l'eau que quand la circulation est également et uniformément répandue.

Les bains de siège sont pris froids ou mitigés, suivant l'effet qu'on se propose d'atteindre.

Veut-on opérer une excitation vers les organes génitaux ? l'eau doit être à + 12° ou 15° centigrades, et le malade n'y doit rester que huit à dix minutes. On pourra le renouveler deux ou trois fois dans les vingt-quatre heures. A cette température, le bain est tonique et fortifie les organes contenus dans le bas-ventre, y active la circulation sanguine, et concourt ainsi à la résolution des engorgements chroniques du foie, de la rate, de l'utérus et des hémorrhoïdes invétérées.

Les bains à cette température sont encore utiles dans l'impuissance ou l'atonie de l'appareil générateur, dans les pollutions nocturnes, la blennorrhagie chronique, l'incontinence d'urine, la paralysie essentielle de la vessie, la constipation opiniâtre. Priesnitz les employait contre les maladies du cœur et des poumons.

Désire-t-on produire un effet révulsif, c'est-à-dire détourner le sang des régions supérieures où il s'accumule ? l'eau doit être un peu moins froide, et le malade devra y rester au moins une demi-heure. C'est ainsi qu'on les emploie pour combattre les congestions cérébrales, les ophtalmies, le coryza, l'angine, le lumbago.

S'agit-il enfin de combattre une vieille inflammation des intestins ou de la vessie, une phlegmasie aiguë de ces mêmes organes ou des parties externes environnant le bassin ? l'eau devra. dans ces cas, avoir + 15° à 18°, et l'immersion sera prolongée pendant une, deux et même trois heures.

Les bains à cette température sont encore utiles contre la diarrhée chronique, la leucorrhée, les maladies de l'urètre, la menstruation difficile ou accompagnée de douleurs vives, etc.

Avant de prescrire des bains de siège très froids, je crois qu'il serait utile de préparer peu à peu les malades avec de l'eau mitigée dont on abaisserait successivement la température jusqu'au degré approprié à chaque cas pathologique.

Le bain de siège doit être pris le matin à jeun et dans la journée après la digestion, et toujours une heure au moins après le dernier exercice hydrothérapique. On évitera, autant que possible, de le prendre au moment de se coucher, car à cette heure il pourrait provoquer des pollutions, à cause de la vive excitation qu'il provoque dans les organes génitaux.

En général, le bain de siège ne doit pas être renouvelé plus de deux fois dans les vingt-quatre heures ; ce n'est que lorsqu'on veut obtenir une vive excitation vers les organes de la génération, qu'on peut le renouveler jusqu'à trois ou quatre fois dans la journée.

Bains de pieds et de jambes. — Ces bains font partie de la médication révulsive. La réaction qui suit l'immersion des pieds et des jambes dans l'eau froide fait affluer le sang dans ces parties, la circulation y est activée d'une manière extraordinaire, une douce chaleur s'y fait sentir, et les parties supérieures se trouvent ainsi dégagées.

Il n'est pas de plus puissant moyen que les bains de pieds pour faire perdre cette disposition constante à avoir froid aux pieds, dont beaucoup de personnes sont atteintes. L'eau doit avoir, dans ce cas, de $+ 5^{\circ}$ à 6° centigr.

C'est encore un moyen excellent de combattre les engelures dont sont affligés tant d'enfants.

La réaction est ordinairement longue à se faire dans les extrémités inférieures. Pour qu'elle s'établisse le plus promptement possible, il faut donc faire de l'exercice avant et après le bain, et, en outre, pendant que les pieds sont dans l'eau, les frotter continuellement l'un contre l'autre.

Si le malade ne peut se livrer à l'exercice, on aura soin de lui frotter les pieds avec des moufles en laine avant et après le pédiluve.

Le bain de pieds qui monte jusqu'aux malléoles, et dont la température est de + 8° à 10°, est un excellent révulsif. On l'emploie contre les congestions vers la tête et la poitrine; on recouvre en même temps les parties qui sont le siège de la congestion avec des compresses trempées dans l'eau froide.

Sa durée doit être d'un quart d'heure à une heure.

Lorsque l'eau ne fait que couvrir la plante des pieds, l'effet révulsif est beaucoup plus actif. Il est indiqué contre les ophtalmies, les maux de tête.

Les *bains de jambes* sont indiqués quand ces membres sont le siège d'accidents inflammatoires (érysipèles, phlegmon érysipélateux, entorses, etc.). Je les ai employés quelquefois avec succès dans l'insomnie. L'eau doit être mitigée et avoir + 15° ou 16° centigrades. Dans tous ces cas, l'insomnie exceptée, le bain doit être prolongé plusieurs heures de suite. Il agit ici comme réfrigérant, antiphlogistique. Mais s'il fallait opérer une révulsion vers les jambes, l'eau devrait être très froide et la durée du bain très courte.

La durée des bains de pieds et de jambes est en général de cinq à quinze minutes, et parfois d'une demi-heure ou une heure et même davantage.

J'administre assez souvent des pédiluves alternativement chauds et froids, pédiluves écossais, c'est-à-dire que le malade plonge alternativement ses pieds dans un bassin d'eau chaude et un bassin d'eau froide, pendant un quart d'heure environ. L'effet révulsif de cette sorte de bain de pieds est beaucoup plus énergique que celui du bain simplement froid.

Les pédiluves froids sont infiniment préférables

aux pédiluves chauds. L'excitation que ces derniers produisent n'est que passagère : à peine est-on sorti de l'eau que le sang, momentanément appelé aux pieds, reflue vers les parties supérieures.

Les bains de pieds chauds sont donc plus nuisibles qu'utiles, et devraient être généralement proscrits de la pratique médicale.

« On comprend toutefois, comme le dit Vidart, de « Divonne, que s'il s'agissait de combattre une con- « gestion grave vers un organe important à la vie, « s'il fallait, en un mot, agir avec promptitude, le « bain de pieds froid ne serait plus indiqué ; mais « sans recourir alors au pédiluve chaud et presque « brûlant, qui augmenterait la congestion en accé- « lérant le mouvement circulatoire, on se trouverait « beaucoup mieux d'un pédiluve tiède, aiguisé par « quelques poignées de sel, ou légèrement syna- « pisé. » (*Loc. cit.*, p. 112.)

Les *manuluves* ou bains de mains produisent un effet analogue à celui des bains de pieds, et, pour leur administration, on doit suivre les mêmes règles que pour ces derniers. Ils sont utiles dans les métrorrhagies.

Il est encore d'autres bains partiels de peu d'utilité, qui sont tombés tout à fait dans l'oubli et dont Priesnitz faisait grand usage : ce sont les *bains de bras* et les *bains de coudes*. Ces derniers avaient pour but, suivant Priesnitz, d'arrêter les progrès des inflammations occupant le poignet ou la main. L'eau doit être ici très froide. Les premiers étaient administrés dans les cas d'inflammation de la totalité ou d'une partie des extrémités supérieures, de congestions vers la tête ou la poitrine, d'épistaxis, dans les affections du coude, de l'épaule, etc. La température de l'eau doit être ici de + 12° à 16° centigrades.

Il y a encore les *bains d'yeux*, utiles dans l'inflammation de ces organes. Leur durée doit être de huit à dix minutes et leur température de + 15°. On les prend dans une œillère, ou tout simplement dans un verre plein d'eau. Ils conviennent également dans les affections rhumatismales du globe oculaire et de ses annexes.

Ces bains pourraient être remplacés avantageusement, comme l'a fait Chassaignac, par un mince filet d'eau qui tomberait sur ces organes, ou mieux encore par une petite douche oculaire. Chassaignac, Rieux, Fourniè et Bricheteau préconisent les douches oculaires contre les phlegmasies de l'œil et en particulier l'ophtalmie purulente des nouveau-nés. Rieux a publié un très beau travail sur cette méthode.

Il ne me reste plus qu'à vous parler des *bains de tête*. On les prend dans une cuvette, ou mieux encore dans un vase en zinc échancré. Le malade étant couché plonge l'occiput ou l'un des côtés de la tête dans l'eau.

La durée de ces bains est de quinze à vingt minutes. Ils sont conseillés comme révulsifs dans les maladies rebelles des yeux, dans les douleurs rhumatismales fixées sur une partie du péricrâne, dans les névralgies faciales, l'otite chronique, la perversion de la vue, etc.

Suivant Lubanski, les bains de tête sont efficaces

contre la migraine. Ce médecin prétend qu'un bain de ce genre, pris pendant trois ou quatre minutes, procure un calme assez prononcé dans les accès de migraine, qu'on triomphe même de l'accès si on a la patience de recommencer le bain aussitôt que la douleur se fait sentir de nouveau.

On conseille encore les bains de tête aux personnes sujettes à s'enrhumer. Priesnitz faisait en même temps renifler de l'eau froide pour prévenir le coryza. Ménière se sert de cette méthode pour guérir les coryzas chroniques qui se propagent dans les trompes et occasionnent la surdité catarrhale.

Les bains de tête sont très difficiles à prendre, et c'est peut-être là la cause du peu d'usage qu'on en fait.

Un médecin, dont le nom m'échappe, a conseillé de les remplacer par un casque ou bonnet d'étoffe imperméable replié sur lui-même. Le malade pourrait se promener avec cet appareil réfrigérant sur la tête ; une ouverture convenablement placée donnerait le moyen de renouveler le liquide quand il serait échauffé dans l'appareil.

Il me semble qu'une vessie pleine d'eau ou même de glace, suivant les besoins, remplirait toutes les conditions et serait beaucoup plus simple et plus commode.

§ II. — *Des douches.*

Les douches font la base du traitement par l'eau froide ; excitantes lorsqu'elles sont courtes, elles deviennent hyposthénisantes lorsqu'elles sont prolongées. Leur action est très puissante ; elles exercent une sorte de massage du tissu dermique, stimulent les extrémités nerveuses périphériques et produisent une excitation générale plus ou moins marquée, suivant l'espèce de douche mise en usage ; elles impriment une grande activité à toutes les fonctions et particulièrement au système circulatoire et à l'appareil de la respiration.

On ne doit point aller sous la douche ayant froid; il convient de s'y préparer par l'exercice, mais il ne faut pas que cet exercice aille jusqu'à la sueur; la circulation ne doit point être accélérée, ni la respiration haletante, car il y aurait du danger à recevoir la douche dans un pareil état. On aura donc soin que la chaleur soit modérée.

La douche, comme tout exercice hydrothérapique, doit être prise le matin à jeun et le soir après digestion.

Sa durée sera proportionnée à l'âge, à la constitution, à la force du malade, à l'habitude et à la nature de la maladie. En tout cas, elle ne doit jamais dépasser trois ou quatre minutes, et encore ne faut-il arriver à ce chiffre que progressivement. Il y aurait des inconvénients à agir autrement.

En sortant de la douche, le malade est essuyé avec soin à l'aide d'un drap qu'on lui jette sur les épaules, et il se livrera ensuite à l'exercice pour appeler et maintenir la réaction.

La douche provoque chez quelques sujets anémiques, nerveux ou sanguins, des névralgies temporo-frontales intenses, ou des céphalalgies violentes, qui persistent des heures entières et même toute la journée. En général, cet accident n'a lieu qu'au début du traitement; cependant je l'ai vu, très rarement à la vérité, se renouveler immédiatement à la suite de chaque douche, au point de m'obliger à cesser la cure. Mais avant d'en arriver à cette extrémité, il faut éviter de mouiller la tête, ou la recouvrir préalablement avec une serviette trempée dans l'eau, lotionner la face, la tête et la poitrine avec de l'eau froide, et ne suspendre définitivement le traitement que lorsque ces moyens divers ont échoué.

Un moyen qui m'a constamment réussi à prévenir ces accidents chez un sujet anémique, est le suivant :

Je commençais par diriger un puissant jet sur les pieds, puis successivement sur les jambes. les cuisses et les reins, et enfin, au bout de deux minutes environ, je terminais en dirigeant rapidement ce même jet préalablement brisé avec le doigt sur toute la surface du corps, la tête exceptée.

Il y a plusieurs formes de douches, qui ont des propriétés curatives différentes : ce sont la douche en poussière, en pluie, en lame, en nappe, en colonne, etc.

Douche en poussière. — C'est par cette douche que je commence ordinairement le traitement, après les lotions. L'eau s'échappe ici en sifflant par une multitude de petits trous en filets très subtils qui, en frappant la peau, produisent un refroidissement rapide, parce que les très petites gouttelettes d'eau qui mouillent le corps s'évaporent avec une grande promptitude.

La douche en poussière n'impressionne directement

que l'enveloppe tégumentaire, et partant l'excitation qu'elle produit est superficielle ; elle est exclusivement bornée à la peau, et les tissus profonds n'en sont impressionnés que par contre-coup et d'une manière consécutive. Il en résulte que la douche en poussière exerce avant tout une action *révulsive*.

Il y a plusieurs formes de douches en poussière : les unes consistent dans un tube vertical en cuivre, armé de chaque côté de plusieurs autres tubes circulaires percés à leur face interne d'une multitude de petits trous presque capillaires à travers lesquels s'échappent de petits jets d'eau centripètes.

A la partie supérieure du tube vertical est une pomme d'arrosoir. Le malade se place au centre de l'appareil sous l'arrosoir, et reçoit l'eau sur toute la périphérie du corps à la fois. C'est la douche en cercle.

Il en est d'autres qui sont constitués par sept petites pommes d'arrosoir, disposées sur un tube en fer à cheval. Ces arrosoirs sont agencés de manière à ce que les petits filets d'eau se croisent à une certaine distance, au milieu des deux branches.

D'autres enfin ont tout simplement la forme d'un petit arrosoir à tube mobile qu'on peut diriger à volonté sur différentes parties du corps.

La première impression que le malade éprouve sous la douche en poussière est assez pénible : c'est un sentiment de suffocation qui ne tarde pas à se dissiper.

Le malade doit se livrer, pendant toute la durée de la douche, au mouvement ; il sautera donc alternativement sur les deux pieds, se frottera vivement la poitrine, le ventre, les reins et les membres, en se retournant dans tous les sens, afin de présenter toutes les parties de son corps aux jets d'eau. La réaction se fait ainsi sous la douche même.

Immédiatement après, le malade éprouve un sentiment de vigueur très prononcé et un grand bien-être.

De toutes les douches, la douche en poussière est celle qui remplit le mieux le but hygiénique.

Le docteur Manthuer, de Vienne, dans son livre intitulé : *Histoire des bains de chute, de douches*, etc., compare l'action que cette douche exerce immédiatement sur les systèmes nerveux et capillaire richement distribués dans la surface cutanée qui en reçoit la première impression, à celle d'une douce pluie de printemps, qui, loin de battre, d'inonder et de percer tout d'un coup la terre jusqu'à la racine des plantes, tombe, au contraire, tranquillement, en forme de rosée abondante, pour répandre largement et d'une manière durable les bénédictions du Ciel sur toute la végétation.

La douche en poussière est utile aux personnes irritables des deux sexes, vers l'âge de la puberté, aux sujets d'un tempérament bilieux, mélancolique, chez lesquels prédomine le système veineux; aux personnes lymphatiques et scrofuleuses, à celles qui ont de la disposition aux vapeurs ou qui sont sujettes aux rhumes, aux fluxions et aux douleurs ; et cela est aisé à comprendre, car la douche en poussière imprime à tous les tissus et à tous les systèmes organiques une excitation douce et tonique, favorise ainsi l'absorption dans les vaisseaux blancs dans lesquels réside cette dyscrasie des humeurs qui, dans les grands centres de population surtout, est un véritable fléau qui menace la jeunesse et gagne tous les jours du terrain.

On la recommande encore dans l'insomnie, les engorgements lymphatiques, les congestions passives, les hémorrhoïdes, le relâchement des forces physiques et morales, l'éréthisme du système vasculaire, l'aménorrhée, l'hystérie, l'engorgement de l'utérus, la spermathorrée, l'asthme et certaines paralysies.

Appliquée sur le bassin et les membres inférieurs, elle augmente les menstrues quand elles sont insuffisantes; appliquée sur les parties supérieures, elle diminue l'écoulement menstruel trop abondant et fait arrêter une hémorrhagie.

J'ai remarqué que cette douche convient surtout dans les affections nerveuses et en particulier dans la gastralgie et la dyspepsie, les vomissements, le somnambulisme spontané, et l'incontinence d'urine chez les enfants; qu'elle est utile aux personnes d'une faible constitution.

Douche en pluie. — Elle consiste dans une très grosse pomme d'arrosoir suspendue à deux ou trois mètres au-dessus de la tête du patient. Les trous de cette pomme sont d'un diamètre bien plus grand que celui de la douche en poussière. L'eau tombe en imitant la pluie d'orage, et enveloppe complètement le malade.

L'effet de cette douche est tonique : elle convient aux personnes qui ne peuvent supporter l'excitation de la douche à colonne; elle exerce une action fortifiante sur toute l'économie, et particulièrement sur les organes des sens.

Cette douche est surtout indiquée contre la disposition aux rhumes, au coryza et aux rhumatismes. Elle est encore utile dans les sueurs excessives. la chlorose, etc. Elle corrige l'extrême susceptibilité de la peau aux brusques changements de la température atmosphérique.

DOUCHE EN LAME. — Elle consiste en deux plaques de cuivre soudées ensemble et séparées l'une de l'autre par un espace d'un millimètre environ. Le côté libre, à travers lequel l'eau s'échappe, a 25 ou 30 centimètres de largeur. La lame très mince de liquide, en sortant, va frapper avec force le malade à la façon d'une lame de couteau.

L'action de cette douche est plus excitante que la douche en pluie et moins excitante que la douche à colonne ; elle tient le milieu entre les deux.

DOUCHE EN CHUTE OU EN NAPPE. — La douche en chute consiste en une espèce de nappe ou de cascade tombant d'une hauteur plus ou moins grande sur le corps du malade.

Dans les campagnes on pourrait recevoir cette douche sous la roue d'un moulin. qui est une véritable douche en chute. On aurait ici l'avantage de l'eau battue, écumante, mêlée à une grande quantité d'air atmosphérique.

Les effets de cette douche sont à peu près les

mêmes que ceux de la douche en lame; seulement, ils sont plus énergiques et plus généraux.

Les douches en lame ou en nappe conviennent beaucoup dans les engorgements chroniques du foie et des autres viscères abdominaux.

DOUCHE A COLONNE. — Elle consiste dans une colonne d'eau de 8 à 15 centimètres de périmètre. Elle est fixe ou mobile. La première tombe verticalement.

La douche à colonne est un des moyens les plus énergiques de l'hydrothérapie et doit être administrée par une main habile et expérimentée, car elle n'est pas toujours sans danger. Elle produit non seulement une vive réaction à la peau qui est à la fois stimulée et fortifiée, mais encore une puissante stimulation dans toute l'économie. Par son choc elle froisse les muscles les plus profonds et exerce sur eux une espèce de massage. Il en résulte que tous les tissus sont ici primitivement affectés.

La secousse que cette douche imprime à l'organisme n'est cependant pas aussi générale que celle produite par les chutes ou averses abondantes d'eau, mais elle est plus énergique et l'ébranlement qui en résulte est plus profond, quoique l'action première soit toujours plus locale.

Les effets produits par la douche à colonne varient suivant la force de percussion. Il importe donc que celle-ci puisse être graduée à volonté.

On ne doit pas généralement employer de prime abord la douche à colonne, mais il faut y arriver par gradation, après avoir passé par les douches en poussière et en pluie.

La durée de la douche à colonne doit varier de une à trois, quatre minutes, et c'est toujours par degrés qu'on doit l'augmenter. Ainsi, par exemple, on commence par une demi-minute et même moins, et on l'augmente progressivement tous les deux ou trois jours, jusqu'à trois ou quatre minutes qu'on ne doit dépasser que dans de très rares circonstances.

Jamais il ne faut recevoir la douche à colonne sur la tête, à cause de l'ébranlement qu'elle pourrait provoquer du côté du cerveau.

Lorsque le malade ira directement sous la douche à colonne, sans passer préalablement sous la pluie, comme cela se pratique généralement, on l'engagera à croiser les mains un peu élevées sur la tête et à recevoir la colonne d'eau sur ces extrémités ainsi disposées, de manière à la briser et à la faire tomber sur son corps en poussière écumeuse. Il la recevra ensuite, sur la colonne vertébrale, en penchant la tête en avant ; puis sur les reins, les épaules, les bras, les cuisses, les jambes et les pieds.

On aura soin de ne pas faire frapper la douche en colonne ou en jet mobile directement sur les parties douloureuses, car on pourrait de la sorte augmenter les souffrances. Ainsi, par exemple, en cas de lumbago, vous ne dirigerez pas en plein la colonne d'eau sur les reins, ni sur la partie postérieure du membre pelvien affecté de sciatique, ni sur les articulations rhumatisées ; il faut préalablement la briser plus ou moins, à l'aide du doigt indicateur placé près de l'orifice par où sort le jet.

Lorsque j'ai affaire à un engorgement du foie ou

de la rate, j'engage les malades à appliquer les mains croisées contre les régions de ces organes, et à recevoir la colonne d'eau verticale dans le creux formé par les mains ainsi tenues ; elle s'y brise et jaillit avec force sur les organes affectés.

Mais si on veut que la douche exerce toute son efficacité, il importe de maintenir les muscles à l'état de repos ou de relâchement dans les parties soumises à son action. Or, le meilleur moyen d'obtenir cet état de repos ou de relâchement, c'est la situation couchée. Comment, en effet, pourrait-on activer le travail de résolution sur un organe engorgé, le foie, la rate, le mésentère, l'utérus, etc., si les muscles de l'abdomen sont contractés ? Il est évident que la paroi abdominale devient alors non plus un intermédiaire protecteur entre l'action de la douche et l'organe malade dont on cherche à modifier la texture, mais un obstacle formel, une sorte d'écran qui isole ce dernier et laisse employer en pure perte un moyen actif.

La réaction se fait ici sous la douche même, la circulation de la peau y est vivement excitée, et les points sur lesquels elle frappe rougissent et s'injectent singulièrement. J'ai vu des sujets qui avaient reçu perpendiculairement la colonne d'eau sur les cuisses, sortir avec la peau de ces régions aussi rouge que si l'on y avait appliqué un sinapisme.

Malgré cette réaction qui s'opère sous la douche même, il ne faut pas moins se livrer à l'exercice immédiatement après, afin de la maintenir et de la prolonger. On a vu des accidents de congestion vers les organes internes, et particulièrement vers la tête et la poitrine survenir chez les malades qui avaient négligé cette précaution.

L'exercice après la douche est bien plus indispensable pour les personnes chez lesquelles la réaction a de la peine à s'établir. Dans ce cas, il faut en outre frictionner les patients avec des moufles en feutre, et, si cela ne suffit pas, fustiger la peau avec un balai de bouleau.

Quelquefois la douche à colonne détermine un sentiment de brisure ou de courbature générale. J'ai vu des malades être à la longue abattus et énervés par cette douche, après en avoir retiré dans les premiers temps beaucoup de force et de vigueur. Quand cela arrive, il est prudent de la suspendre pendant quelques jours et de la remplacer par la douche en poussière ou en pluie, et parfois par la piscine.

Je l'ai vue d'autres fois provoquer constamment des maux de tête. Il faut alors user de beaucoup de prudence et de réserve dans l'administration de ce moyen, surtout si les malades sont sujets à des congestions cérébrales, et à plus forte raison, s'ils ont déjà éprouvé des attaques d'apoplexie. On se comportera de même à l'égard des hémorrhoïdaires, car la colonne pourrait occasionner des congestions veineuses dans ces parties. « Enfin, on doit toujours se « rappeler, comme le dit M. Schedel, que ce moyen « mal appliqué peut aggraver la maladie, qu'il importe souvent de ne point mettre d'exagération « dans son emploi, et que mieux vaut rechercher « une stimulation prolongée qu'une trop vive et trop « prompte excitation. »

La douche à colonne est recommandée particulièrement contre la fièvre intermittente, l'hypocondrie, la mélancolie, les paralysies dynamiques, la surdité, les contractures musculaires, les raideurs des articulations, l'atonie des intestins, et des parties génitales, etc., toutes les fois, en un mot, qu'il s'agit de reconstituer, de relever l'organisme, ou d'obtenir un effet excitant énergique.

Avant de terminer ce qui a rapport aux douches, un mot sur la douche dite en jet, qui n'est autre qu'une douche à colonne mobile. On s'en sert en la promenant sur le dos et les membres du patient. Il serait dangereux de la diriger longtemps sur un même point, tant son énergie est grande.

Employée convenablement, la douche en jet est appelée à rendre de grands services. Elle est surtout avantageuse lorsqu'il s'agit de provoquer une vive stimulation, comme dans le cas de paralysie dynamique, par exemple.

On peut modérer la force de cette douche en tournant le robinet au quart, au tiers ou à moitié.

Douche écossaise (1).—La douche écossaise est d'un fréquent usage dans les établissements d'eau thermale. Elle consiste à diriger alternativement sur le

1. M. T. Duval blâme énergiquement l'introduction dans les établissements hydrothérapiques de la douche écossaise et en général de l'eau chaude ou tiede qu'il considère comme inutile. Cependant, la douche écossaise fait aujourd'hui partie de la pratique courante dans ces établissements, et Beni-Barde a substitué ce procédé pour certains cas, à celui des sudations en caisse ou en étuve pour atteindre le même but. Elle ne saurait cependant se généraliser et, à mon avis, elle ne pourra jamais remplacer la sudation au maillot.

malade un jet d'eau chaude et un jet d'eau froide. Sa forme peut être, suivant les circonstances, en jet, en lame ou en arrosoir.

Il ne faut pas confondre la douche *écossaise* avec la douche *alternative*, comme on le fait trop souvent. La douche *écossaise* consiste en une application plus ou moins prolongée d'eau chaude suivie d'une application d'eau froide très courte. L'*alternative* consiste à projeter pendant un temps à peu près égal et, en général, assez court, tantôt de l'eau chaude, tantôt de l'eau froide. On répète ordinairement deux ou trois fois cette application dans la même séance.

La douche *écossaise* produit une action analgésique, tandis que l'*alternative* amène des phénomènes d'excitation.

La douche écossaise est d'une grande efficacité dans les maladies où domine la douleur, les névralgies, par exemple, et en particulier la sciatique, le lombago, le torticolis. — La douche alternative, par contre, convient dans l'atonie de la peau, les paralysies dynamiques, les arthrites chroniques, l'hydrarthrose, dans les engorgements anciens, dans certaines affections de la moelle, en un mot, dans tous les cas où il est utile de provoquer des effets excitants et révulsifs énergiques.

Douche filiforme. — Enfin, il me reste à vous parler de la douche filiforme, introduite depuis peu d'années dans la thérapeutique. On l'obtient à l'aide d'un appareil pulvérisateur à pression directe, de celui de Mathieu, par exemple. On peut graduer le volume du jet liquide de telle sorte que celui-ci s'échappe sous forme d'un fil très ténu.

La douche filiforme est d'une remarquable efficacité dans les névralgies et les paralysies dynamiques. Le jet, lancé avec vigueur, est dirigé sur le trajet des nerfs malades. Sa puissance est assez grande pour qu'il détermine à la peau, pendant l'opération, une sensation de picotement assez douloureuse, puis une rubéfaction véritable, enfin, les endroits frappés se couvrent d'élevures semblables à des pustules desséchées.

Mon ami, feu le docteur de Laurès, inspecteur des eaux de Neris, a guéri promptement, à l'aide de cette douche, une femme atteinte de névralgie faciale et un homme frappé de paralysie de nature rhumatismale.

Moutard-Martin a obtenu également, à la suite de cinq douches filiformes, la guérison d'une névralgie lombaire et sciatique datant de vingt mois, et d'une paralysie du mouvement et du sentiment des quatre extrémités, consécutive à une angine diphtéritique.

Chez tous ces malades, on n'a eu recours à la douche filiforme qu'après avoir épuisé toutes les ressources de la thérapeutique.

QUATRIÈME LEÇON

DE L'ENVELOPPEMENT DANS LE DRAP MOUILLÉ

MAILLOT HUMIDE

Le maillot humide est souvent employé en hydrothérapie ; il se pratique de la manière suivante : on étend sur un lit de sangle garni d'un matelas une large couverture de laine sur laquelle on déploie un drap préalablement mouillé dans de l'eau froide, et plus ou moins tordu, suivant l'effet qu'on se propose d'obtenir.

Le malade se couche sur ce lit ainsi préparé, les bras étendus le long du corps et la tête relevée par un oreiller en crin. Un aide l'enveloppe aussitôt dans ce drap depuis la tête jusqu'aux pieds, ceux-ci compris ou non, suivant qu'ils se réchauffent plus ou moins facilement. On commence par envelopper séparément les deux membres inférieurs, et on croise ensuite le drap sur la poitrine en portant les angles vers le dos. Cela fait, les deux côtés de la couverture de laine sont également relevés l'un après l'autre en serrant légèrement.

Il faut avoir soin d'entourer bien exactement le cou, de manière que l'air ne puisse y pénétrer, et l'on rabat sur les pieds l'excédent de la couverture. On recouvre enfin le tout avec un lit de plume qu'on borde bien des deux côtés et aux pieds. Le maillot est alors complet et le malade ressemble à un enfant au maillot : de là le nom qu'a pris cette opération.

La première impression qu'éprouve le patient dans le maillot humide est assez pénible : il est saisi par un froid très pénétrant, suivi de légers frissons avec tremblement parfois. La température du corps baisse, la figure devient pâle et fraîche, le pouls se ralentit, etc. Après un laps de temps variable suivant les dispositions du sujet, mais ordinairement au bout de dix à quinze minutes, la réaction centrifuge s'établit, le froid est remplacé par une sensation de fraîcheur à laquelle ne tarde pas à succéder une chaleur douce et agréable. Bientôt l'eau du drap s'échauffe et forme à la surface du corps une couche de vapeur, la peau s'assouplit, son activité s'accroît, le pouls se relève, la figure rougit, la détente a lieu et la sueur est prête à paraître (1).

1. « Que devient l'eau dont le drap est imprégné dans cette opération ? Elle est absorbée ; le drap est séché et ne redevient humide que par le fait de la sueur. Il est facile de vérifier l'exactitude de ces détails, quand, dans un but déterminé on fait sortir le malade de l'enveloppement avant l'arrivée de la sueur. On reconnaît alors que le drap est sec, et qu'il adhère même à la peau assez fortement pour qu'on éprouve une certaine résistance quand on cherche à en débarrasser le malade. Il y a donc dans l'enveloppement humide, en plus que dans celui qui n'a lieu que dans la couverture de laine, un acte essentiellement vital, à savoir : l'absorption du liquide dont le drap est imprégné ; après quoi, ce dernier restant en

Il est temps de s'arrêter avant que la sueur ne se déclare, si l'on ne veut obtenir qu'un effet sédatif.

Le maillot humide sédatif est quelquefois employé dans le traitement des maladies aiguës; il abat promptement la chaleur fébrile, et ramène le calme dans l'organisme. Mais, je le répète, pour obtenir ce résultat. il est indispensable de ne point provoquer la sueur; il faut, au contraire, renouveler le drap humide dès qu'il est réchauffé, et on le renouvelle ainsi de demi-heure en demi-heure, ou même plus souvent si la fièvre est intense et l'agitation extrême.

C'est dans la fièvre typhoïde surtout que le maillot sédatif est efficace. Scoutetten en a obtenu des résultats vraiment remarquables : non seulement la chaleur fébrile était enlevée comme par enchantement, mais encore la soif était admirablement apaisée. Ce dernier effet du drap mouillé est connu depuis longtemps. On sait que des marins, privés d'eau douce, ont souvent étanché leur soif en s'enveloppant dans un drap trempé dans l'eau de mer.

Le drap mouillé, dans les maladies aiguës, ne doit pas en général être suivi de l'immersion dans la piscine. On replace le malade dans son lit jusqu'au moment où le retour de la chaleur fébrile rend nécessaire un nouveau maillot (1).

équilibre de température, les choses se passent comme dans l'enveloppement sec. Mais jusque-là tout le calorique émis par le foyer calorigène a été employé à maintenir cet équilibre de température, et, par conséquent, il n'a encore exercé aucune réaction sur la peau. » (Gillebert-Dhercourt.)

1. Dans quelques cas cependant, dès que la sueur paraît, on pratique des lotions froides, puis des frictions sèches sur tout le corps, afin de provoquer une légère réaction à la peau

Je vous engage fortement, messieurs, à essayer de ce moyen dans le traitement de cette terrible dothinentérie qui fait tant de ravages dans les villes et dans les campagnes, surtout lorsqu'elle règne d'une manière épidémique, et je suis intimement convaincu que les décès seront bien moins nombreux que par toute autre méthode ; mais c'est surtout au début de la maladie qu'on doit y recourir. Le moyen est simple et économique, et peut être pratiqué partout; car partout on trouve des draps, des couvertures de laine et de l'eau.

Par cette méthode, la maladie avortera, ou bien, rendue plus bénigne, elle parcourra ses périodes sans gravité, et se terminera plus rapidement (1).

L'effet calmant est d'autant plus considérable que le drap a été moins tordu et moins exprimé.

Dans le maillot humide, les effets physiques ou primitifs sont presque nuls, attendu que l'eau du drap

et de dégager ainsi les organes profonds. On agit souvent ainsi dans les rhumatismes aigus, dans les fièvres éruptives, etc.

1. Dans le traitement de la fièvre typhoïde, Brand recommande d'ajouter à l'hydrothéraphie (drap mouillé, lotions froides ou demi-bains), l'usage des alcooliques, des cordiaux et des stimulants. Sous l'influence de ce traitement, l'excrétion de l'urée et l'exhalation de l'acide carbonique diminuent; les phénomènes d'échange de matières qui se passent dans l'économie d'un typhisé sont donc ralentis. Brand, Schroder, Drasche, Stohr, Pfenffer, etc., affirment que la convalescence s'établit plus tôt et est plus courte. Ce moyen, impuissant contre les symptômes catarrhaux, l'éruption rubéolique et l'engorgement splénique, exerce une action marquée contre les symptômes nerveux, la sécheresse de la bouche, les fuliginosités, la diarrhée, le météorisme, les altérations musculaires, la tendance à l'ulcération et à la gangrène.

est presque à la température ambiante, et, par conséquent, les effets réactionnaires ou secondaires sont faibles; et c'est précisément à cause de cela que ce maillot est sédatif et calmant.

Tel est, messieurs, le maillot sédatif ou antiphlogistique. Il est parfaitement indiqué dans les maladies aiguës accompagnées d'excitation, dans les névropathies générales, l'insomnie, l'hystérie, l'épilepsie. Il est également utile aux personnes débiles, chez lesquelles la réaction se fait avec peine. Je m'en suis servi avec un prompt succès dans trois cas de rhumatisme articulaire aigu, mais ici j'ai laissé les rhumatisants transpirer avec abondance et je les ai fait lotionner ensuite avec de l'eau froide.

Il est rare que le bain froid, après ce maillot, ne soit pas suivi d'une prompte réaction, lors même qu'il ne l'était pas quand il était employé seul.

Suivant Lubanski, l'enveloppement dans le drap mouillé peut remplacer avec avantage les bains domestiques, soit qu'on y ait recours dans le but d'apaiser une excitation générale résultant de veilles prolongées ou de longs voyages, soit qu'on s'en serve dans le seul but de propreté.

Dans le cas où l'emploi des bains médicamenteux est nécessaire, les enveloppements dans le drap imprégné du liquide médicinal sont encore, suivant le même auteur, de beaucoup préférables aux bains ordinaires.

On se sert souvent du maillot humide comme agent de sudation. Dans ce cas, on doit en prolonger plus ou moins longtemps la durée, suivant qu'on voudra obtenir une sudation plus ou moins abondante; mais en général, par le maillot humide, la sueur doit être peu copieuse. Lorsque celle-ci doit être abondante, on a recours au maillot sec. Ainsi, lorsque le malade qu'on a enveloppé dans le drap mouillé commence à transpirer, on le conduira sous la douche ou à la piscine.

COMPRESSES MOUILLÉES

On les applique sur des régions limitées. Souvent renouvelées elles sont sédatives, laissées plus ou moins longtemps à demeure elles sont excitantes.

C'est à l'aide des compresses sédatives qu'on maintient une température basse dans la partie avec laquelle elles sont en contact : elles ont été employées dès la plus haute antiquité. On s'en sert dans les céphalalgies, dans les inflammations locales aiguës, et particulièrement dans les contusions, les plaies récentes, les fractures compliquées d'inflammation, les luxations. Ces compresses sont éminemment antiphlogistiques, car elles resserrent les tissus et s'opposent à l'afflux du sang.

Les *compresses excitantes* se laissent à demeure et ne sont renouvelées que lorsqu'elles ont été séchées par la chaleur du corps, c'est-à-dire deux ou trois fois dans les vingt-quatre heures. On les recouvre avec un linge sec, ou mieux encore avec un tissu imperméable afin de conserver l'humidité : à cet effet l'application du linge mouillé, ainsi que le tissu imperméable qui le recouvre, doit être exactement faite, afin que l'air n'y puisse pénétrer, autrement l'évaporation de l'humidité ne tarderait pas à s'opérer, et l'effet qu'on veut obtenir serait ainsi manqué.

Il y a peu de moyens plus héroïques que les compresses excitantes pour produire un développement actif de chaleur : elles sont douées d'une vertu stimulante et révulsive très grande, au point de provoquer assez souvent une éruption locale vésiculeuse si vive et si confluente qu'elle peut aller jusqu'à la vésication de la peau.

Sous l'influence de ces compresses, on voit souvent s'opérer avec une grande promptitude la résolution des arthrites, des tumeurs et des engorgements chroniques; car elles stimulent fortement les organes absorbants et sécréteurs, et spécialement la sécrétion de la peau. On les applique particulièrement sur le ventre, sous le nom de *ceinture hydrothérapique;* et, ici, tout en régularisant les fonctions digestives, elles opèrent la résolution des engorgements chroniques des viscères contenus dans cette cavité, tels que les engorgements du foie, de la rate, de l'utérus, etc.; elles sont également utiles dans la gastralgie, la dyspepsie, la constipation, la fièvre typhoïde; autour du cou, elles font souvent avorter les angines commençantes, etc., et peut-être pourrait-on en retirer de bons effets dans le croup. J'engage fortement les praticiens à essayer de ce moyen dans cette terrible maladie. Ici, il faudrait les combiner avec la glace administrée fréquemment par la bouche, suivant la méthode du docteur de Grand-Boulogne. Cela n'empêche pas d'ailleurs de recourir en même temps à d'autres remèdes, tels que la cautérisation, le mélange de calomel et d'alun à l'intérieur, préconisé par Miquel, d'Amboise, et dont j'ai eu beaucoup à me louer dans une épidémie d'angine couenneuse et de croup qui a ravagé une commune où j'exerçais alors la médecine.

Les compresses échauffantes sont encore d'un usage fréquent pour rappeler la chaleur aux extrémités inférieures chez les personnes qui ont habituellement froid aux pieds; elles peuvent être employées aussi dans un but de dérivation.

DE LA SUDATION. — MAILLOT SEC

On a beaucoup abusé de la sudation en médecine; elle a été appliquée à tort et à travers, et les accidents ont dû être nombreux. Il convient d'être très réservé dans son emploi. J'ai vu des malades perdre tout le bénéfice d'un traitement antérieur de six semaines ou deux mois par l'usage intempestif de la sudation.

Aujourd'hui la sudation est généralement appliquée à un très petit nombre de cas pathologiques et elle doit être surveillée avec soin, et maintenue dans de justes limites, c'est-à-dire en rapport constant avec la force de résistance de l'organisme, autrement des troubles de l'innervation plus ou moins inquiétants peuvent se manifester.

Il est des maladies dans lesquelles la sudation est contre-indiquée : ce sont les affections cérébrales de nature congestive ou inflammatoire, la chlorose, l'anémie, la prostration des forces, etc. Il en est d'autres contre lesquelles la sudation est très puissante : ce sont les affections goutteuses, rhumatismales, syphilitiques, dartreuses, scrofuleuses, etc.;

en un mot, toutes les maladies dites diathésiques; car, ici, il s'agit d'activer énergiquement le double mouvement de composition et de décomposition; il en est enfin où le maillot sec est indiqué, mais avec réserve et modération : ce sont les névropathies générales, dans lesquelles la répartition de la chaleur est souvent mal distribuée, où il y a aberration de caloricité. Ici, les malades doivent sortir après une légère transpiration.

Dans ces cas, comme le dit M. Gillebert-Dhercourt, on agit ainsi dans une double intention, ou pour décentraliser le calorique vital, ou pour élever simplement la température de la peau, afin de rendre celle-ci plus accessible aux effets de l'eau froide. J'ai vu des personnes, chez lesquelles la réaction se faisait très mal à la suite de l'application de l'eau froide, réagir parfaitement par ce procédé.

Quant à moi, je ne me sers du maillot sec qu'après y avoir bien préparé mes malades par un traitement préliminaire, c'est-à-dire après dix, douze, quinze ou vingt jours et plus de l'emploi des douches, et je ne l'emploie généralement que dans les cas où les sudorifiques sont indiqués, ou bien lorsqu'il est nécessaire d'accélérer le mouvement de décomposition et de favoriser l'assimilation. En dehors de ces indications, il peut encore être utilisé à titre de simple modificateur; mais, dans tous les cas, sa durée et sa fréquence doivent être réglées suivant les forces ou le degré d'excitabilité du malade, et, toutes choses égales d'ailleurs, il doit être moins prolongé que la peau des sujets est plus blanche et plus délicate (1).

1. Gillebert-Dhercourt. (*Gazette médicale de Lyon*, p. 29, 1851.)

On se sert aussi quelquefois du maillot sec, comme révulsif, chez les sujets débiles dont la force de réaction est très faible, afin d'élever la température de leur corps avant de les soumettre à l'action de l'eau froide.

Dans ce cas, le malade doit sortir de son enveloppement pour aller à la douche ou à la piscine, aussitôt qu'il se sent bien réchauffé et avant l'apparition de la sueur.

Le maillot sec se fait le matin de très bonne heure, en sortant du lit, car il est ordinairement très long.

Le malade est enveloppé dans une couverture de laine. La laine, comme on sait, est un très mauvais conducteur de la chaleur, et se laisse difficilement traverser par le calorique du corps avec lequel elle est en contact. La chaleur animale s'accumule donc à la surface du corps, réagit sur le foyer dont elle émane, et provoque la transpiration cutanée et l'exhalaison pulmonaire. Dans cette état le malade éprouve un bien-être et un calme parfaits ; il a en même temps une grande tendance au sommeil, auquel il peut se livrer impunément.

Il est nécessaire que l'enveloppement soit fait avec soin, car en hydrothérapie le *modus faciendi* a une grande influence sur la réussite de la cure, et l'enveloppement, en particulier, n'est pas chose aisée. Le point important, c'est de bien appliquer la couverture autour des épaules et du cou, sans quoi la chaleur du corps se dégage par cette ouverture, et la transpiration ne s'établit que très difficilement.

Il n'est pas indispensable que le malade garde une

immobilité complète dans le maillot. L'expérience, au contraire, a constaté que des mouvements légers favorisent l'apparition de la sueur. On lui conseillera donc, surtout s'il transpire difficilement, de se mouvoir légèrement dans son enveloppe et même d'exercer des frictions le long du tronc et des membres, en lui recommandant toutefois de faire en sorte de ne pas desserrer la couverture autour du cou.

La première apparition de la sueur coïncide avec le moment où la température du corps est la plus élevée. D'après les expériences de Latour-Robert, l'augmentation de la chaleur à la peau ne dépasse jamais deux degrés. Quant à la température intérieure, son accroissement varie d'après Halleman, d'un quart de degré à un degré, jamais au delà (1).

Dès que la transpiration paraît, il faut ouvrir largement les croisées de l'appartement afin de renouveler l'air, et on donne de temps en temps, tous les quarts d'heure, par exemple, à boire de l'eau fraîche au malade, afin de pousser de plus en plus à la sueur et de calmer en même temps l'irritation intérieure.

Si la tête est douloureuse et la figure injectée, on place sur le front des linges trempés dans l'eau froide, qu'on aura soin de renouveler souvent.

La durée du maillot sec, comme je l'ai déjà dit, varie suivant les idiosyncrasies, la constitution et les dispositions actuelles des malades. Il en est qui suent au bout d'une demi-heure, de manière à transpercer leur couverture et le lit sur lesquels ils sont

1. C. James. *Etudes sur l'Hydrothérapie*. Paris, 1846.

couchés. Il en est d'autres, par contre, qui ne suent qu'au bout de quatre à cinq heures, et d'autres enfin qui ne suent pas du tout. Et, chose digne de remarque, tel malade qui transpire abondamment aujourd'hui avec la plus grande facilité, transpirera peu ou point le jour suivant. Cela prouve que la faculté pyrétogénésique n'est pas toujours la même chez le même individu.

En général, la différence dans la sudation tient à l'état de la peau. Celle-ci est-elle atonique, et la circulation capillaire y est-elle faible ? la transpiration sera très difficile. Dans ce cas, il est indispensable d'imprimer préalablement une énergie suffisante aux téguments par les douches et les bains froids, etc. D'autres fois la sueur est difficile à obtenir, quoique les malades offrent en apparence toutes les conditions favorables à la sudation. J'ai connu une jeune femme paraplégique, très fortement constituée, qui n'a jamais pu transpirer dans le maillot soit sec, soit humide.

La transpiration sera poussée plus ou moins loin suivant la nature de la maladie à laquelle on a affaire. S'agit-il d'une affection diathésique, et veut-on par conséquent obtenir une mutation, une rénovation prompte et rapide de la substance organique ? on prolongera la sueur de manière à faire perdre au malade 500 grammes à 1,200 grammes de son poids.

Je ne crois pas qu'on puisse perdre une plus grande quantité de sueur, et je tiens pour exagérées les assertions des auteurs qui prétendent avoir fait perdre à leurs malades quatre kilogrammes de sueur et plus à chaque maillot, car la somme de l'exhalation cutanée a probablement des limites déterminées pour chaque sujet ; ce qui le prouve, c'est qu'on la voit s'arrêter spontanément au bout d'un certain temps, et résister à l'action des moyens destinés à l'exciter. Gillebert-Dhercourt a donc raison, suivant moi, de dire que les éléments de la transpiration ne sont pas inépuisables, qu'on voit celle-ci diminuer ou même s'arrêter complètement, malgré les soins qu'on prend d'ailleurs pour la prolonger ; et il cite à l'appui de cette assertion l'exemple d'un malade qui, après une heure et demie d'enveloppement, était en nage ; après deux heures, le lit était traversé et la sueur tombait goutte à goutte surle plancher ; après deux heures et demie, les gouttes se répétaient au nombre de 24 par minute : après deux heures quarante minutes, leur nombre était descendu à 15 par minutes ; après deux heures quarante-cinq minutes il n'était plus que de 12, et cette diminution de la transpiration était spontanée (1).

D'après les expériences de Sanctorius, de Lavoisier et de Séguin, un homme adulte perd journellement par la transpiration insensible environ 2 kilogr. de son poids, que réparent les aliments et les boissons. Or, si l'on compare ces chiffres avec les chiffres précédents, il en résulte qu'une sudation peut faire éprouver en quelques heures une perte équivalente à celle qu'on subit habituellement en 24 heures. On comprend que de telles déperditions souvent répétées puissent modifier profondément la composition des liquides de l'économie animale.

1. *Rech. sur la sueur.* (*Gazette médic. de Lyon*, 1853.)

Les sudations abondantes sont également indiquées lorsque la peau est sèche, aride, rugueuse, que ses usages sont altérés ou abolis, que la régularité de la circulation est troublée, qu'il se fait des congestions viscérales ou des déviations dans l'ordre des produits excrémentiels, enfin, dans toutes les affections chroniques où les révulsifs ou les dépuratifs sont indiqués et où l'eau froide sans la sudation, est insuffisante.

Le malade, en sortant du maillot, court sous la douche ou se précipite dans la piscine, et ce passage rapide du chaud au froid non seulement modifie l'excitabilité de la peau, mais encore décentralise la calorification plus activement que ne le ferait le seul usage de l'eau froide.

La sudation est très en faveur auprès des malades et des médecins hydropathes en général, car on croit que le principe morbifique s'écoule au dehors avec les sueurs. Cette croyance est basée sur les sueurs critiques que la nature met quelquefois en jeu spontanément pour juger une foule de maladies surtout aiguës.

DOCTRINE DES CRISES

La *doctrine des crises* qui fait la base de la médecine hippocratique a été, je le sais, révoquée en doute ou même formellement niée par la plupart des observateurs modernes. Aujourd'hui on ne voit plus dans les crises que le retour des fonctions à leur type régulier par l'effet de la diminution de l'état morbide local, qui avait enrayé le mouvement vital dans plusieurs appareils et particulièrement dans les appareils sécréteurs. La crise annoncerait donc la fin de la maladie, mais elle ne serait pas un moyen de guérison employé par la nature.

Cette doctrine cadre avec l'organicisme qui règne aujourd'hui sans partage. Quant à moi, je trouve cette manière de voir trop absolue. La doctrine des crises a été admise par les anciens, qui étaient très habiles dans l'art d'observer ; et je suis convaincu qu'ils étaient dans le vrai. Je suis cependant loin d'admettre dans toute sa rigueur la doctrine hippocratique sur les crises.

La crise consiste en des actes réactionnels par l'intermédiaire du système nerveux. De là des manifestations locales : afflux de sang, diapédèse de certaines cellules, multiplication d'autres cellules. Et en outre, phénomènes généraux : le cœur se contracte, les vaisseaux se dilatent, la respiration s'accélère afin d'activer les combustions, les sécrétions augmentent et entraînent au dehors les matériaux de la dénutrition. Bref, tous les grands appareils entrent en jeu pour la défense de la partie lésée, parce que la vigilance du système nerveux a été éveillée.

La crise est dans la lutte engagée entre la force conservatrice et la maladie, et le but de l'art consiste véritablement à solliciter ou à aider cette force quand elle faiblit ou fait défaut. Et c'est en cela que la médecine moderne diffère de la médecine antique (1).

1. C'est-à-dire lutte entre certaines cellules et les bactéries. Metschnikoff, en effet, a constaté que certaines cellules ont la propriété d'absorber et de digérer les substances étrangères en contact avec elles et il a appelé ces cellules *phagocytes*. L'observation lui a montré que chez les vertébrés, ce

On sait, en effet, que si Hipprocrate reconnaît l'efficacité de la thérapeutique, il semble la faire dériver surtout de la nature médicatrice spontanément développée, selon le dogme d'Héraclite, plutôt que de la vertu libre et intelligente de l'esprit. Cependant il est hors de doute que l'esprit a le pouvoir d'amender et de restaurer à l'aide de ses propres forces sagement combinées, et c'est là l'idée fondamentale de la médecine moderne. Le principe hippocratique de la physis médicatrice nous paraît donc trop absolu et partant faux, car il est greffé sur le panthéisme. Pris à la lettre, il enchaîne le médecin et le rend spectateur passif de l'évolution des maladies. C'est là médecine expectante dans toute sa rigueur. L'art devient dès lors inutile ; les principes de l'hygiène suffisent seuls pour traiter les maladies.

Cette doctrine est évidemment entachée d'exagération, et il n'en pouvait être autrement dans les temps où elle a été conçue, car Hippocrate, comme Héraclite, identifiait la Nature avec l'Absolu, et lui attribuait une vertu réparatrice parfaite, un véritable pouvoir créateur, suivant les termes de l'émanatisme. Telle qu'elle est, elle doit donc être abandonnée, mais la doctrine moderne est tombée dans l'excès contraire. Quoique les crises ne soient pas toujours apparentes et souvent imparfaites, quoique la plu-

sont les globules blancs du sang, les leucocytes qui jouent ce rôle de phagocytes par des oxydations.

Le phagocytisme est exercé aussi par les cellules endothéliales, les cellules fixes du tissu conjonctif, les cellules migratrices, les cellules lymphatiques. Il y a donc concurrence vitale au sein des tissus, entre les cellules et les microbes.

part du temps elles s'opèrent lentement et sans excrétion sensible, elles n'en existent pas moins : seulement, elles passent inaperçues. Qu'est-ce, en effet, qu'une crise, sinon la force médicatrice en action ? Je soutiens que lorsqu'une maladie guérit sans le secours de l'art, par les seuls efforts de la nature, *conamen naturæ*, comme disaient les anciens, elle guérit d'une manière critique. Mais la nature est souvent impuissante à produire les crises, si l'art n'intervient pas, et cela particulièrement dans les maladies chroniques ; par conséquent, c'est dans la provocation des crises que consiste en grande partie l'art de guérir. Voilà pourquoi Grant soutient qu'on ne peut pas guérir les maladies par la thérapeutique si on ignore de quelle manière elles se terminent lorsqu'on les abandonne à elles-mêmes.

Il ne faut pas croire, messieurs, que cette force médicatrice soit un nouvel agent produit par l'effet de la maladie ; c'est, au contraire, cette même force qui préside aux phénomènes vitaux. Toute fonction a pour objet l'entretien de la vie et tend constamment à rétablir l'état physiologique quand il est troublé. Cette tendance persiste dans tous les états morbides et c'est elle qui constitue la force médicatrice. Cette force résulte donc des forces, des puissances physiologiques intactes, survivantes, qui coexistent avec l'état morbide. Ces forces ou puissances dérivent soit du système organique au sein duquel s'est développé le processus morbifique, soit d'autres systèmes que la force conservatrice met en action synergiquement dans le but de provoquer la crise, lorsque le premier système, surpris par l'extension du travail morbide, est dans l'impuissance de la produire. Dans le premier cas la crise est directe, et dans le second indirecte.

Dans la très grande majorité des cas, c'est par la peau, les reins et les muqueuses, c'est-à-dire par les sueurs, les urines et les flux diarrhéiques que les crises ont lieu. Or, il n'y a point, à coup sûr, de médication plus propre et plus énergique que l'hydrothérapie pour produire cet effet. Elle excite, elle stimule l'activité fonctionnelle de ces organes, et accroît d'une manière considérable et inaccoutumée l'élimination qui se fait par ces trois grandes voies d'épuration.

L'existence des crises, remarquez-le bien, messieurs, n'entraîne pas nécessairement l'admission des jours critiques. Sur ce point les anciens se sont trompés, et Hippocrate, à son insu peut-être, suivant Scoutetten, avait adopté à ce sujet les opinions erronées de la doctrine pythagoricienne sur la puissance des nombres.

Cela dit, ne trouvez-vous pas comme moi, messieurs, que la grande et féconde doctrine des crises demeure toujours debout, malgré les violentes attaques que l'organicisme ne cesse de diriger contre elle? La vérité est immortelle, et la doctrine des crises est fondée sur la vérité, elle ne périra donc pas : c'est là ma conviction, et je ne suis pas seul de mon avis : les auteurs les plus recommandables rapportent des exemples de guérison par des crises proprement dites, c'est-à-dire par l'expulsion au dehors *de la matière peccante*, pour me servir de l'expression consacrée par les anciens.

En favorisant la tendance vers la peau, disent Trousseau et Pidoux, les sudorifiques présentent à chaque instant le sang et les produits morbides qu'il contient au plus vaste émonctoire de l'économie, et chaque jour, à chaque instant, un peu de la cause morbifique.

Esquirol affirme que la folie ne saurait bien guérir sans crise. Andral a observé chez douze malades de fièvre typhoïde un amendement si subit et si inespéré de tous les symptômes en même temps qu'une sueur s'établissait, qu'il a été forcé de la regarder comme un phénomène critique. Chez une jeune fille typhique le rétablissement d'une sueur habituelle de l'aisselle coïncida avec la convalescence. Louis et Chomel citent plusieurs exemples d'amélioration subite et de guérison à la suite d'abcès développés sur différentes parties du corps. Moi-même j'ai cité dans mon Mémoire sur les *Fièvres continues graves*, publié dans l'*Union médicale* en novembre 1851, plusieurs exemples bien avérés de crises. Un de mes typhoïdes, entre autres, commença à aller mieux après des sueurs abondantes. Dans ma monographie sur la *pneumonie aiguë* chez les paysans, je rapporte également plusieurs terminaisons critiques de cette phlegmasie que j'ai eu occasion d'observer. Je l'ai vue deux fois, en effet, se terminer par un flux abondant d'urines claires et limpides. J'ai observé un cas de pneumonie qui fut jugé par deux parotides ; et, sur un enfant de quatre ans, une pneumonie double extrêmement grave, a été jugée par un abcès au bras ; chez un autre, par une éruption successive de petits abcès sous-cutanés dans diverses parties du corps ; chez un troisième, par une multitude de furoncles ; et enfin, chez un dernier malade, par un épistaxis.

Enfin, dans mon mémoire sur les *fièvres intermittentes*, je parle de plusieurs fébricitants chez lesquels les urines ont été évidemment critiques ; chez un enfant que j'ai soigné, la fièvre, après avoir résisté longtemps à tous les fébrifuges, fut jugée par un flux abondant d'urines ressemblant à de l'*huile de chènevis*, selon l'expression de sa mère.

Beaucoup d'autres écrivains relatent une foule d'exemples de phénomènes critiques, et on n'a qu'à les méditer pour se convaincre de l'influence salutaire des crises dans les maladies soit aiguës, soit chroniques. Enfin, la médication dépurative n'est-elle pas fondée sur la doctrine des crises ? et, quoique l'analyse chimique ne décèle aucun principe morbifique dans les matières excrémentielles, les faits ne sont pas moins incontestables. Est-ce que l'analyse chimique n'a jamais pu saisir et isoler les principes rhumatoïde et goutteux ou le virus syphilitique ? et cependant ces principes et ce virus existent. Est-elle seulement parvenue à démontrer le venin qui est peut-être un ferment organisé de la vipère, du scorpion, de la rage, dont l'existence ne peut cependant pas être révoquée en doute ? D'ailleurs, pour nous, les crises ne consistent pas seulement dans l'expulsion au dehors du principe morbifique, de la matière peccante, mais aussi dans une modification moléculaire ou autre sous l'influence de laquelle le principe morbifique se trouve neutralisé ou anéanti. Voyez, par exemple, cet homme en proie au délire : c'est un fou, un halluciné ; vous lui administrez une douche, ou seulement vous le menacez de la lui administrer, et aussitôt la crainte imprime dans son cerveau une modification telle que le délire disparaît quelquefois tout à coup comme par enchantement, et fait place à la raison. Or, je le demande, n'est-ce pas là un phénomène critique? la cause de la folie ne s'est-elle pas dissipée, n'a-t-elle pas été, pour ainsi dire, anéantie par la nouvelle modification survenue dans l'encéphale du malade? En d'autres termes, le principe du mal n'a-t-il pas été neutralisé par le nouvel arrangement des molécules cérébrales, et cet arrangement physiologique a-t-il pu s'opérer sans un mouvement critique (1)?

Comme vous le voyez, messieurs, entre les adversaires des crises et nous, il n'y a qu'une question de mots, et je crois qu'au fond nous sommes tous d'accord.

La doctrine parasitaire qui règne aujourd'hui, n'est nullement, à mon avis, en contradiction avec la doctrine des crises. Les microbes constituent la matière peccante des anciens et dès lors rien d'étonnant qu'une cure appropriée ne fasse naître dans l'organisme des actes de défense, et cette notion n'est pas hypothétique : « l'observation directe, comme le remarque mon ami le Dr Hugues, nous en donne les preuves objectives et de plus nous en avons le témoignage clinique dans ces effets si variés que nous constatons à chaque instant en pathologie et que nous mettons sur le compte de la nature médicatrice. que ce soient des actes de dépuration avec la fièvre et

1. Cette digression sur les crises a été publiée telle quelle pour la première fois en 1857, dans la 1re édition de cet ouvrage.

la suractivité des combustions internes, des actes de délitescence dans les phlegmasies suppuratoires, des actes d'immunité ou d'annihilation des agents pathogènes (microbes), soit enfin des actes critiques d'élimination des alcaloïdes toxiques » (ptomaïnes) sécrétées par les microbes. (*Méth. thérap. antiparasitaire*, Lyon, 1887.)

Mais revenons à la sueur. La nature de la sueur, suivant Gillebert-Dhercourt, peut être modifiée par les différents états pathologiques, soit par la soustraction de quelques-uns de ses principes constituants, soit par l'addition de matières étrangères à sa composition habituelle. Ses caractères physiques et chimiques sont variables. En effet, elle est tantôt liquide comme de l'eau, tantôt épaisse, grasse et onctueuse comme de l'huile. Sa saveur est salée, son odeur tantôt fade, tantôt pénétrante ou fétide, et presque toujours nauséabonde. Il est des personnes cependant dont la sueur exhale une odeur agréable.

Les proportions des principes salins de la sueur varient suivant qu'on l'examine au début, au milieu ou à la fin de la transpiration. En effet, après avoir fractionné la sueur d'une transpiration en plusieurs parties correspondant à deux ou trois périodes égales, à partir du commencement de l'expérience, M. Favre a trouvé des différences dans la proportion relative des sels minéraux et des sels à acide organique, les premiers étant plus abondants pendant les dernières périodes. Le rapport de l'eau à la somme des matériaux solides ne change pas sensiblement aux derniers moments où la sueur est recueillie, durant la transpiration forcée (1).

La couleur de la sueur n'est pas moins variable. J'ai eu l'occasion de la trouver plusieurs fois rosée, jaune ou bleue. Les auteurs citent aussi des cas de sueur rouge, verte, noire, phosphorescente.

A quoi faut-il attribuer ces diverses colorations de la sueur ? Il paraît aujourd'hui démontré que les matières qui colorent la sueur sont sécrétées par des microbes spéciaux.

La réaction de la sueur au début est constamment acide et plus tard elle peut devenir neutre, mais jamais alcaline, comme l'ont prétendu certains observateurs. Les expériences d'Andral et de Gillebert-Dhercourt ont mis cette vérité hors de doute.

La réaction alcaline, constatée par quelques observateurs, doit être attribuée à une altération du produit de l'exhalaison cutanée par une cause étrangère, par la malpropreté, par exemple.

On distingue dans les produits fixes de l'excrétion cutanée : 1° une matière oléo-albumineuse, appelée smegma (*sebum cutaneum*), sécrétée par les follicules cutanés qui donnent un aspect luisant à la peau et dont la réaction est acide, suivant Gillebert. Le smegma n'est excrété en certaine quantité qu'au début de la sueur, mais, pour peu que la transpiration se prolonge, l'excrétion du smegma cesse de se faire.

2° Un liquide aqueux, tenant en dissolution des sels et une petite quantité d'acide libre, dont la na-

1. A. Berne. (*Thèse inaugurale sur le système cutané*, Paris, 1854.)

ture n'est pas encore bien connue. Pour Cruiskank, en effet, c'est de l'acide carbonique, pour Berthollet de l'acide phosphorique, pour Berzélius et Anselmino de l'acide lactique, pour Thénard de l'acide acétique, et pour Favre enfin de l'acide hydrotique ou sudorique.

Le smegma et l'acide sont très abondants au début de la sueur ; mais, au fur et à mesure que celle-ci se prolonge et qu'elle devient plus copieuse, ces matières diminuent et finissent par disparaître : de là la réaction acide de plus en plus faible, et enfin nulle du produit de la transpiration.

La neutralité de la sueur, comme le dit Gillebert. est donc due à l'absence du smegma et de l'acide libre en question.

Gillebert a cru observer que la sueur était d'autant moins acide que la maladie affectait les organes spécialement destinés à la nutrition, et qu'elle appartenait à la classe des maladies nerveuses.

Chez un malade atteint de gastro-entéralgie qui avait déterminé un amaigrissement considérable, la sueur était neutre. Il en fut de même chez un autre atteint d'albuminerie. Chez les hypocondriaques. elle est très peu acide; dans le rhumatisme, par contre, elle l'est fortement.

Ce n'est pas tout : la sueur, en perdant le smegma, devient de moins en moins dense, et finit, à la longue, par devenir aussi liquide que l'eau. C'est ce qui a fait dire à Andral que l'accroissement de la perspiration cutanée a pour effet d'enlever au sang proportionnellement plus d'eau que d'autres principes.

La sueur dans les maladies contient quelquefois des principes qu'on ne rencontre pas dans la sueur normale ou physiologique. J'ai déjà parlé des sueurs bleues, rosées, jaunes, vertes ou noires. Anselmino a vu, en outre, des sueurs albumineuses ; Carmichaël Smith a observé dans un cas de fièvre catarrhale une sueur qui contenait une grande quantité de sels ammoniacaux qui cristallisaient sur la peau.

Lhéritier a vu les sueurs critiques, chez les goutteux, déposer quelquefois sur la surface tégumentaire des urates et des phosphates sous forme de poudre légère et brillante. Gillebert a observé sur la peau des mains d'un médecin un dépôt de poudre blanche et brillante dont il n'a pu constater la composition.

On a trouvé dans quelques sueurs les principes odorants du musc, de la valériane, de la térébenthine. Gillebert, qui cite ces faits, ne dit pas si les malades qui ont présenté ces phénomènes faisaient usage de ces médicaments. Il est probable qu'il en était ainsi : ce qui semble le prouver, c'est que Biett a vu l'élimination du mercure se faire par la peau chez les doreurs affectés de tremblement mercuriel, et qui étaient soumis à l'usage des bains de vapeur.

Kramer et Bonnet, de Lyon, ont démontré que l'iode était éliminé par la peau. Mon ami le professeur Chatain, de l'Institut, a fait la même démonstration pour l'arsenic.

Tous ces faits, pour le dire en passant, ne confirment-ils point la doctrine des crises par la sueur?

La sudation se fait ordinairement en commun, dans une grande salle située à côté de la salle des bains, afin que les malades ne courent pas le risque de se refroidir dans le trajet qu'ils sont obligés de parcourir pour aller sous la douche ou se précipiter dans la piscine tout ruisselants de sueur.

Je ne m'étendrai pas ici sur les avantages qu'il y a à transpirer en commun, je dirai seulement que la surveillance ne peut pas se faire autrement, que les malades peuvent charmer leurs loisirs par des entretiens familiers et chasser ainsi l'ennui inséparable d'un long séjour dans le maillot.

Il est cependant des médecins qui se sont élevés contre les salles de sudation, prétextant la mauvaise odeur des sueurs, comme si ces salles n'étaient pas disposées de manière à pouvoir y renouveler incessamment l'air atmosphérique.

Dans quelques établissements, à Bellevue, par exemple, le maillot hydrothérapique est remplacé par l'étuve à alcool, sous prétexte que le contact immédiat de la laine est fort désagréable, parfois irritant, et qu'il est impossible de graduer à volonté, par ce moyen, l'intensité de la chaleur.

Le maillot humide n'a pas non plus trouvé grâce à Bellevue, parce que la peau, dit-on, restant ici fort longtemps en contact avec l'humidité, s'amollit, se ride, pâlit, prend l'aspect d'un tissu macéré, et perd ainsi sa vitalité et une partie de ses facultés perspiratoires.

C'est pour toutes ces raisons que le maillot, soit sec, soit humide, y a été à tort, suivant moi, remplacé par l'étuve à l'esprit-de-vin.

Le malade est assis sur un fauteuil dont le siège est percé à jour par un grillage en bois; on l'entoure ensuite depuis le cou jusqu'à terre d'une large couverture de laine bien fermée, de manière à intercepter l'air. Sous le fauteuil on place une lampe à alcool à trois becs. L'air contenu dans l'espace embrassé par la couverture ne tarde pas à s'échauffer; au bout de huit à dix minutes le malade commence ordinairement à transpirer, et au bout de vingt minutes la sueur ruisselle de tous les pores de la peau. Le patient est alors promptement débarrassé de sa couverture, et se précipite dans la piscine.

Il est peu de sujets qui soient réfractaires à ce mode de sudation, comme cela arrive assez souvent par le maillot : il provoque la sueur chez presque tous les sujets qu'on y soumet; mais il a, à mon avis, quelques inconvénients. Et d'abord, la transpiration n'est plus ici le résultat de la chaleur propre du malade, elle est provoquée par une chaleur étrangère, venue du dehors. Le malade ne fait ici aucune dépense de calorique, et on ne peut, par ce moyen, remédier à ces aberrations de caloricité si fréquentes dans les affections nerveuses, en décentralisant la calorification et en la répartissant d'une manière plus égale; car il existe des liaisons étroites entre les fonctions de la peau et la calorification, comme l'ont démontré Magendie et Fourcault.

La lampe a en outre l'inconvénient de provoquer parfois une grande excitation que le bain froid ne parvient pas toujours à calmer, d'accélérer la circulation du sang, de produire des palpitations, des suffocations et même des syncopes, très rarement à la vérité, comme je l'ai vu et comme il m'est arrivé une fois à moi-même.

Comme vous le voyez, messieurs, la transpiration n'est plus ici active comme dans le maillot hydrothérapique, elle est au contraire passive, c'est-à-dire qu'elle est le résultat de l'excitation des organes, excitation produite par une chaleur étrangère à l'organisme.

Je regrette de me trouver ici en désaccord avec le Dr Duval, auteur du beau et récent *Traité d'Hydrothérapie*, qui considère comme byzantines les discussions sur la nature de la transpiration provoquée par l'étuve, et celle du procédé priesnitzien de l'emmaillottement.

On dit qu'avec l'étuve on peut graduer à volonté l'intensité de la chaleur, et que cette graduation est impossible par le maillot. Mais c'est là une grave erreur : on n'a nullement besoin de se préoccuper de la chaleur dans le maillot, car le malade est lui-même la source du calorique qui provoque la sueur. C'est l'économie elle-même, comme le dit avec raison Gillebert, qui gradue ici l'intensité de la chaleur et qui, par un acte spontané dépendant de la faculté qu'elle possède de maintenir sa température propre en dépit des circonstances extérieures, empêche le degré de la chaleur de s'élever au delà du degré physiologique.

Concluons donc, avec Gillebert, que par le maillot il n'y a rien de contraint, rien de forcé ; car, toutes choses égales d'ailleurs, ses effets seront toujours proportionnels à la faculté pyrétogénésique propre à chaque individu (1).

Le maillot est susceptible d'un seul reproche, c'est d'agir avec lenteur, mais cet inconvénient est grandement compensé par ses heureux effets.

1. *De la sudation* (*Gazette médicale de Lyon*, 1862).

CINQUIÈME LEÇON

DES BAINS DE VAPEUR TÉRÉBENTHINÉE

Dans la dernière leçon, nous avons passé en revue et discuté la valeur des différents procédés mis en usage dans les établissements hydrothérapiques pour provoquer la sueur; il me reste à vous parler aujourd'hui d'un puissant moyen de sudation qui, aux avantages du bain sec et chaud, réunit une action spécifique d'une grande efficacité, et qui peut être employé seul ou combiné avec les divers procédés hydrothérapiques dans plusieurs maladies et particulièrement dans les affections goutteuses, rhumatismales et catarrhales chroniques. Je veux parler des bains de vapeur térébenthinée.

Ces bains agissent et par leur température élevée et par leur principe balsamique, dont l'efficacité est reconnue depuis longtemps dans le traitement de ces maladies.

Les propriétés antirhumatismales et anticatarrhales de la térébenthine ont, en effet, été reconnues par Galien et Dioscoride, et confirmées depuis par

Murray, Récamier, Martinet et une foule d'autres praticiens.

Cette puissante médication est encore très peu connue dans le monde médical, mais je ne doute pas qu'elle ne soit appelée à un grand avenir. J'ai été témoin de ses bons effets; je suis parvenu à guérir ou améliorer, à l'aide des bains térébenthinés, des névralgies, des rhumatismes, des gouttes et des catarrhes très invétérés, qui avaient résisté à toutes les ressources de la thérapeutique ordinaire.

Comme la plupart des remèdes héroïques, c'est le hasard qui a découvert l'action salutaire des vapeurs résineuses unies à une température élevée, et c'est dans le département de la Drôme, parmi les bûcherons et les ouvriers occupés à l'extraction de la poix, que cette découverte prit naissance, il y a de cela plus d'un siècle.

Plusieurs d'entre vous, messieurs, savent peut-être ce que c'est qu'un four à poix : c'est une cavité ovoïde, profonde de deux mètres et large d'un mètre cinquante centimètres environ. Elle a une ouverture d'un mètre et est garnie intérieurement d'une forte couche de terre glaise ou de pierres réfractaires. Elle est entourée dans toute sa hauteur d'une couche de sable large de quinze centimètres, destinée à emmagasiner la chaleur.

Au fond sont deux ouvertures : l'une, pratiquée au centre, ayant trois ou quatre centimètres de diamètre, est armée d'une longue cuiller en fer par laquelle la poix en fusion est conduite au dehors, où elle est reçue dans un vase rempli d'eau; l'autre, ménagée sur le côté, est carrée; elle a 65 centimètres de côté. C'est par elle qu'on débarrasse le four de tous les détritus de la combustion. C'est par une tranchée ouverte qu'on arrive jusqu'à ces ouvertures.

Ce four, chauffé comme un four de boulanger, pendant trente-six heures, nettoyé avec soin et un peu refroidi, est destiné à recevoir les copeaux du pin *mugho*, du mont Glandaz. Un ouvrier placé au fond du four reçoit les copeaux que lui tend un autre ouvrier et les y dispose en éventail, en les inclinant légèrement de la circonférence vers le centre. Le premier se trouve dans une température de 120 à 130° centigrades. Aussi, de cinq en cinq minutes, les deux ouvriers sont-ils forcés de se suppléer dans ce pénible travail.

Or, on avait remarqué que ceux d'entre ces ouvriers qui étaient affligés de douleurs rhumatismales ou de toux chronique, invétérée, en étaient promptement délivrés.

Comme vous pouvez vous l'imaginer, sous l'influence d'une si haute température, la peau est vivement stimulée, une diaphorèse abondante ne tarde pas à s'établir, et, en outre, le malade, plongé dans une atmosphère de vapeur oléo-résineuse, absorbe une partie des principes balsamiques qui portent, comme vous le savez, une action élective sur les muqueuses en général et en particulier sur la muqueuse des voies génito-urinaires, sur les tissus blancs, sur le système nerveux, sur lequel ils agissent à la manière des sédatifs, et enfin sur la vitalité des organes qu'ils modifient profondément : de là l'explication des cures remarquables qu'on obtient à l'aide des bains térébenthinés dans les affections rhumatismales et catarrhales chroniques, les névralgies, etc., etc.

Ces guérisons firent du bruit dans la vallée. Tous les rhumatisants accouraient en foule aux fours à poix pour se guérir de leurs douleurs; ils y descendaient à l'aide d'une échelle par l'ouverture supérieure, y demeuraient une demi-heure environ, et à leur sortie on continuait à les faire transpirer dans des couvertures de laine.

Mais les cures avaient beau se multiplier, leur récit ne sortit pas, pendant plus d'un siècle, de ce coin des Alpes où naquit la nouvelle méthode, et ce n'est que plus tard que l'attention des médecins fut enfin éveillée sur cette puissante médication. C'est le docteur Chevandier (de Die), praticien de talent et d'initiative, qui s'en préoccupa le premier. « Persuadé, à l'inverse de la plupart, que les « pratiques vulgaires ont souvent une réputation « qui mérite plus notre attention que nos dédains, « je fis, dit-il, une enquête sérieuse et publiai les « faits qu'elle produisit dans la *Revue médico-chi-* « *rurgicale* de Malgaigne, 1850. »

Chevandier fit une étude persévérante de la nouvelle médication; il fit construire un four à sa portée, de manière à pouvoir surveiller ses malades, et publia dans différents recueils scientifiques le résultat de ses observations. Vinrent ensuite les observations de Benoît (de Die), de Rey (de Grenoble), et enfin les miennes.

Eh bien! malgré ces nombreuses publications, les bains térébenthinés ne sont guère connus du public médical, en dehors des départements voisins de celui de la Drôme, où ils prirent naissance. Paris ne les a adoptés que tardivement. Serait-ce parce que tout ce qui ne sort pas de Paris est considéré comme sans valeur? — C'est pour les vulgariser dans l'intérêt des malades que j'entre dans tous ces détails (1).

Le rustique four à poix, tel que je l'ai décrit plus haut, était d'un accès difficile, surtout pour les malades perclus ou paralysés. On le modifia profondément. Maintenant les fours sont généralement divisés en cellules dont la chaleur peut être graduée suivant les indications. Je signale à l'attention des praticiens, comme les meilleurs fours que je connaisse, ceux de Bouquéron, à Grenoble, de Saint-Didier (Vaucluse), de Die, de Valence, etc. Les autres sont généralement moins bien disposés, et, de plus, les copeaux dont on y fait usage sont ordinairement tirés, du moins dans l'établissement de Serin, à Lyon, par exemple, du *pinus montana*, qui sont aussi inférieurs à ceux du pin *mugho* du mont Glandaz, que la piquette est inférieure aux bons crûs de Bordeaux ou de Bourgogne, suivant l'expression du docteur Chevandier.

On prépare ces bains en chauffant fortement le four. On ôte alors la braise avec soin, et on y place les copeaux. La chaleur fait volatiliser la résine qui pénètre sous forme de vapeur, avec l'air chaud, par des tubes appropriés et munis de registres, dans les cellules où sont les malades.

1. Le Dr Chevandier, aujourd'hui député de la Drôme, a créé depuis plus de vingt ans, un très bel établissement pour bains de vapeur térébenthinee, rue des Petits-Hôtels, à Paris.

Ici une question importante : Quelle est la température la plus convenable pour les bains de vapeur térébenthinée ?

Dans quelques établissements, l'étuve est chauffée à 80° et même 100° centigrades. J'avoue que je ne comprends pas le but d'une température si élevée. Que veut-on atteindre, en effet, par les bains de vapeur térébenthinée ? Evidemment la sudation et l'inhalation des vapeurs balsamiques. Mais ce but est parfaitement atteint à un degré moins élevé. Or, pourquoi dépasser 45° à 50°, puisque cette température suffit à tous les besoins? On ne saurait être trop réservé dans l'application du calorique. « L'élévation de la température que l'on ne règle point « avec précision et qui dépasse de beaucoup celle du « corps, dit Bonnet, est une cause puissante de « fatigue : car, ainsi que l'ont démontré les expé- « riences de Magendie, les animaux supportent très « difficilement une température élevée, et ils ne tar- « dent pas à succomber si celle-ci est prolongée et « dépasse certaines limites (1). »

Il faut donc, avant tout, étudier les dispositions de chaque malade, car tout le monde ne peut pas supporter également bien le même degré de chaleur. Celle-ci doit, par conséquent, être réglée pour chaque sujet. A une température de 50° centigrades, les malades transpirent abondamment et absorbent une grande quantité de vapeurs oléo-résineuses, comme le prouve l'odeur de violette qu'exhale l'urine après les bains.

1. A. Bonnet, *Traité de thérap. des mal. articul.*, p. 56. Paris, 1835.

Enfin, si vous ajoutez qu'à une température très élevée l'absorption se fait dans des limites très restreintes, vous resterez convaincus de la justesse de mon argumentation.

La durée du bain de vapeur térébenthinée est en général d'une demi-heure; on peut la prolonger de quelques minutes, si rien ne s'y oppose, et il faut au contraire l'abréger si le malade éprouve de l'anxiété, des palpitations, de la céphalalgie, des étourdissements, etc. A sa sortie de l'étuve, le malade reçoit une douche froide, ou bien il continue de transpirer, couché sur un lit de camp et enveloppé dans une couverture de laine, suivant les indications.

La première impression qu'on éprouve en entrant dans le four est celle d'une chaleur assez intense, mais cette impression ne dure que quelques secondes; aussitôt après, les malades s'y trouvent fort à l'aise, respirent très librement, et toute douleur se tait généralement pendant la durée du bain.

Au bout de cinq à six minutes, la sueur commence à se déclarer à la poitrine; les autres parties du corps ne tardent pas à en être couvertes à leur tour, et son abondance devient telle qu'elle ruisselle sur la peau et va inonder parfois le parquet de la cellule. On a vu des malades perdre jusqu'à 1,200 grammes de leur poids dans l'espace d'une demi-heure.

Personne n'est réfractaire à la transpiration par ce moyen; mais il ne faut pas croire que son abondance soit en rapport avec l'élévation de la température. Il est des malades qui m'ont assuré qu'ils transpiraient bien plus à 45 ou 50° qu'à 80 ou 90°.

La sueur arrive ici d'une manière si insensible et si facile que les malades ne s'en aperçoivent presque pas, et, chose remarquable, les parties qui sont le siège du rhumatisme sont plus lentes que les autres à ressentir le calorique et ses effets. J'ai vérifié ce fait chez un jeune homme atteint de scapulodynie. Benoît a constaté également la sécheresse d'un membre pelvien affecté de sciatique, alors que tout le corps était baigné de sueur. J'ai observé la même chose chez deux sujets atteints de sciatique, mais j'ai observé le contraire chez un troisième affecté de la même maladie.

J'ai examiné la sueur de beaucoup de malades; elle conserva toujours ses caractères acides; seulement, l'acidité était plus ou moins prononcée chez les différents sujets que j'ai étudiés. C'est ainsi, par exemple, que chez les goutteux et les rhumatisants elle rougit bien plus fortement le papier de tournesol que chez les malades atteints de catarrhes ou de névralgies, et la rougeur paraît d'autant plus intense que la diathèse goutteuse ou rhumatismale est plus profonde.

Du côté des muqueuses, il se passe des phénomènes non moins remarquables; la sécrétion de ces membranes est augmentée; les mucosités sont rendues plus diffluentes et l'expectoration devient beaucoup plus facile. La cavité orale est fraîche et humide, les narines s'humectent et l'air les traverse avec facilité, lors même qu'elles sont le siège d'une phlegmasie chronique, comme dans le coryza.

Du côté de la peau, ces bains déterminent, chez quelques sujets, des éruptions miliaires, qui se dissipent spontanément au bout de vingt-quatre ou de quarante-huit heures.

Malgré l'abondance de la transpiration, les malades supportent généralement très bien ces bains, et ils n'en sont nullement affaiblis. J'ai soigné plusieurs sujets d'une constitution délicate qui ont pris 24 ou 30 bains en vingt-quatre ou trente jours sans éprouver la moindre fatigue. J'en ai vu d'autres, par contre, qui, après sept à huit bains pris coup sur coup, étaient obligés de se reposer.

J'ai l'habitude, lorsque les malades ne sont pas pressés, d'administrer les bains de vapeur résineuse de deux jours l'un. On peut de la sorte les continuer indéfiniment sans crainte d'inconvénient.

On croirait au premier abord que la tête, dans les bains résineux, doit se congestionner et devenir douloureuse. Il n'en est rien. J'ai observé très rarement de la céphalalgie; lorsque par hasard celle-ci a lieu, il suffit, pour la dissiper, de prescrire au malade de se couvrir la tête avec des compresses d'eau froide fréquemment renouvelées. Mais, je le répète, je n'ai jamais vu le sang affluer vers le cerveau, et cela se comprend, car l'hypérémie générale des téguments cutanés jointe à la transpiration abondante, universelle, opère une révulsion puissante sur la périphérie, et les organes internes se trouvent ainsi dégagés. Voilà pourquoi l'on voit quelquefois des migraines et des céphalalgies liées à un état pléthorique se dissiper sous l'influence des bains térébenthinés.

C'est donc à tort que feu le professeur Bonnet (de Lyon) craint que les moyens qui communiquent une vive chaleur à l'économie ne provoquent des congestions à la tête chez les goutteux. (*Traité de thérap. des mal. artic.*) J'ai soumis aux bains térébenthinés plusieurs sujets atteints de goutte, et je déclare n'avoir jamais observé chez eux le moindre signe de congestion cérébrale.

On observe parfois, chez quelques rares sujets, des vertiges, des palpitations, soit pendant le bain, soit à leur sortie de l'étuve, ou après la douche. Mais ce sont là des phénomènes nerveux qui se dissipent avec promptitude, spontanément ou sous l'influence de quelques aspersions d'eau froide à la figure, de pédiluves irritants, etc.

Le système nerveux offre en outre des modifications importantes. Ces bains occasionnent quelquefois de l'agitation, de l'insomnie, et parfois même une grande irritabilité. Enfin, une chose digne de remarque, à propos de laquelle il importe de prémunir les malades, afin qu'ils ne se laissent pas aller au découragement, c'est que ces bains réveillent au début toute douleur latente et exaspèrent tous les symptômes, qui disparaissent ensuite, et qui, dans leur retraite, suivent en sens inverse l'ordre de leur apparition.

Ce fait du réveil de la douleur est à peu près constant, et, à mon avis, de bon augure, car les maladies chroniques sont en général par elles-mêmes incurables en tant que chroniques, et pour les guérir, il importe de les faire passer à l'état aigu, ou tout au moins subaigu. C'est ce que font tous les puissants modificateurs.

Sous l'influence de ces bains, la circulation augmente d'activité; de 60 à 75 le pouls s'élève à 90, à 100 et même à 130 pulsations par minute, et, chose remarquable, la respiration conserve son type normal, même lorsque le pouls bat 120 ou 130 fois par minute. C'est là une exception remarquable à la loi de correspondance entre ces deux fonctions, car on sait ou du moins on croit savoir que le nombre des inspirations est toujours en rapport avec le nombre des pulsations artérielles.

L'accélération de la circulation n'est cependant pas constante, elle reste quelquefois dans son état normal, et j'ai même vu le pouls descendre au-dessous de son type régulier : c'était chez un malade atteint d'un rhumatisme articulaire chronique, compliqué d'une affection organique du cœur (insuffisance des valvules).

La première fois que ce malade fut soumis au traitement, le pouls marquait, avant le bain, 84 pulsations par minute, et une demi-heure après. à la sortie de l'étuve, il était descendu à 68.

La seconde fois, le pouls, en entrant, battait 86 fois par minute, et en sortant 80.

La troisième fois, il descendit, au bout de vingt minutes, de 84 à 68 pulsations, mais quelques minutes après il s'éleva à 108.

Au quatrième bain enfin, il n'en fut plus de même : ce furent des phénomènes inverses qui eurent lieu. En effet, en une demi-heure, le pouls de 92 s'éleva à 112 pulsations par minute, mais la respiration se conserva toujours dans son type normal.

J'ai eu occasion d'appliquer la même médication à un autre rhumatisant, atteint en même temps d'une hypertrophie du cœur. Les mêmes phénomènes ne se sont pas présentés; la circulation a été constamment accélérée, au point que le malade a été obligé de suspendre le traitement.

Les fonctions digestives participent à la surexcitation générale; l'appétit est augmenté, la digestion accélérée et la soif accrue.

Une chose digne de remarque, c'est que l'urine contracte en très peu de temps une odeur de violette très prononcée, preuve que toute l'économie s'est imprégnée du principe balsamique ou résineux. On pressent par là de quelle utilité doivent être ces bains dans les catarrhes chroniques de la vessie.

Tels sont les phénomènes physiologiques qu'il m'a été donné d'observer chez les malades exposés aux vapeurs résineuses à une température élevée.

Les bains térébenthinés, tels que je viens de les décrire, ne peuvent être administrés que dans les établissements spéciaux, mais tout le monde n'a pas les moyens de se déplacer. Cet inconvénient a cessé, grâce aux efforts de M. le docteur Chevandier.

Après plusieurs essais, cet ingénieux confrère est parvenu à construire un appareil portatif chauffé à la lampe et à température graduée, qui permet d'administrer à domicile et à peu de frais des fumigations et des bains de vapeurs résineuses (1).

Il nous reste maintenant à examiner l'action de ces bains. Comment agissent-ils? Évidemment leur

1. J'ai introduit les bains térébenthinés d'après le système Chevandier dans l'établissement d'hydrothérapie marine du Croisic, dans l'hammam de Nice, dirigé par le Dr Bonnal, et enfin à la Certosa di Perda.

action est complexe : ils agissent et par la sudation et par l'absorption des vapeurs oléo-résineuses. Mais par quelle voie cette absorption se fait-elle? est-ce par la respiration exclusivement, ou bien par la respiration et par la peau à la fois?

A l'exemple de Roche, Gillebert-Dhercourt soutient résolument que la peau n'est pas un organe absorbant; dès lors elle n'entrerait pour rien dans cette absorption. Si mon savant collègue s'était borné à refuser à la peau la faculté absorbante lorsque le corps est soumis à une haute température, peut-être me serais-je rangé à son avis, en faisant toutefois mes réserves, car il est certain que l'absorption et l'exhalation sont en raison inverse d'activité; mais soutenir qu'elle n'absorbe jamais, qu'elle n'est pas, en un mot, un organe absorbant, c'est une erreur que l'expérience de tous les jours ne cesse de mettre en lumière. Faites, en effet, des frictions douces et ménagées sur la peau de la partie interne des cuisses avec la pommade mercurielle, et vous provoquerez la salivation. Pratiquez de même chez un fiévreux de légères frictions sur le pli des aines et dans le creux des aisselles avec une pommade de sulfate de quinine et vous lui couperez la fièvre. J'ai vu un très petit emplâtre belladoné chez une jeune femme provoquer des symptômes de narcotisme. Ce sont là des faits qu'il est impossible de révoquer en doute, et qui détruisent de fond en comble la doctrine de Roche et de Gillebert. Du reste, ce dernier paraît être revenu à de meilleures idées sur ce sujet, puisque, dans son écrit sur *les effets physiologiques déterminés par l'application externe de l'eau froide*, il affirme positivement que dans l'enveloppement humide, l'eau dont le drap est mouillé en absorbée en entier par la surface tégumentaire, et je le félicite sincèrement de ce retour à la vérité.

Voilà pour la peau. Mais ce n'est pas tout : Gillebert ne s'est pas contenté de dépouiller cette membrane de sa faculté absorbante ; il alla plus loin : il en dépouilla également, en grande partie du moins, l'appareil respiratoire lorsque la température ambiante est à + 60° et au-dessus. Je n'ai qu'une réponse à cette assertion, c'est que l'urine des malades soumis aux bains térébenthinés exhale aussitôt après une forte odeur de violette, preuve irréfragable de l'absorption des éléments oléo-résineux. D'ailleurs, si Gillebert était dans le vrai, pas un malade, ce me semble, ne sortirait sain et sauf de l'étuve, attendu que l'oxygène de l'air cessant par la même raison d'être absorbé en quantité suffisante, le patient courrait le risque de périr asphyxié. Or, les malades se trouvent fort à l'aise et respirent parfaitement dans les bains résineux.

Voilà à quelles conséquences conduit une idée trop absolue ! — Dans un rapport de Teissier, de Lyon, publié par décision de la Société de médecine, on trouve des conclusions qui sanctionnent notre manière de voir sur ce sujet : « En fait, dit Teissier, il est incontestable d'une part que, dans ces bains, la térébenthine s'introduit dans l'organisme (peu importe la voie qui lui livre passage), puisque l'urine en est rapidement imprégnée. D'autre part, la modification spéciale que ce médicament produit sur la sensibilité de la peau, l'hypérémie dérivative et l'irritation substitutive qu'elle détermine ne sont pas choses indifférentes. Enfin, et c'est là la meilleure de toutes les raisons, une expérience de plusieurs années a déjà consacré l'utilité des bains de vapeur résineuse. » — A. Bonnet partage la même opinion : « La térébenthine, dit-il, en parlant de ces bains, agit sur la peau et les voies respiratoires, elle est absorbée puis éliminée par les urines. » (*Loco citato.*)

D'après toutes ces considérations, nous sommes donc en droit de conclure que les bains de vapeur térébenthinée agissent et par leur température, et par l'absorption de leurs principes balsamiques ; que cette absorption a lieu surtout par la respiration, mais que la peau n'y reste pas complètement étrangère.

SIXIÈME LEÇON

HYDROTHÉRAPIE DOMESTIQUE ET HYGIÉNIQUE

Dans ces derniers temps, on a construit des appareils hydrothérapiques portatifs pour *traitement à domicile*. Mais ces appareils, quoique très ingénieux et variés, ne sauraient en aucune façon, remplacer ceux qu'on trouve installés avec une force de projection déterminée dans les établissements spéciaux. — D'ailleurs, comme l'observe mon ami Delmas, de Bordeaux, ce n'est pas avec une pomme d'arrosoir et quelques mètres de tuyaux qu'on fait de l'hydrothérapie; celle-ci ne peut exister, ne peut vivre que par l'INTERVENTION MÉDICALE, qui seule peut apprendre à manier l'eau convenablement, à en varier, à en multiplier les applications, suivant les besoins (1).

« Les malades traités à domicile ne ressentent pas les importantes et heureuses influences exercées par le changement d'air, de lieu, de régime, de milieu physique, intellectuel et moral ; ils restent sous l'empire des conditions hygiéniques, du genre de vie, de

1. Delmas. *De l'hydrothérapie à domicile.*

préoccupations d'affaires, etc., qui ont présidé au développement de la maladie, et qui très souvent l'entretiennent à l'état de chronicité. » (Fleury.)

Ce n'est pas tout encore : « Il ne faut pas perdre de vue que la réaction prompte et complète est le terme final vers lequel doit toujours tendre l'application hydrothérapique. Assez facile à obtenir, puisqu'elle doit toujours être modérée, lorsqu'on a recours à l'*action déprimante* de l'eau froide, il est toujours difficile de l'obtenir suffisamment énergique au domicile du malade lorsqu'on recherche l'*action excitante* de l'hydrothérapie, Aussi, nous ne saurions trop vous signaler ce redoutable écueil de l'hydrothérapie faite en dehors de l'établissement. C'est presque toujours contre lui que viennent se briser les plus louables efforts du médecin, lorsqu'il n'a été secondé ni par le malade, ni par ceux qui l'entourent, ce qui est fréquent. » (Delmas. *Loc. cit.*)

Mais si nous n'approuvons pas sans réserve l'hydrothérapie domestique comme moyen thérapeutique, il n'en est pas de même comme moyen hygiénique. Ici nous voudrions, au contraire, la voir se vulgariser de plus en plus et, dans ce but, nous conseillons, avec Delmas, le petit appareil connu sous le nom de *doucheuse*, composé d'une pomme d'arrosoir surmontée d'un petit bassin surélevé contenant un hectolitre d'eau environ, pour faire tous les matins, commodément, dans son cabinet de toilette, une ablution générale de quelques secondes. On peut, suivant la saison ou la disposition du corps, varier la température de l'eau.

A défaut de *doucheuse*, on pourrait faire usage

d'affusions froides ou de lotions faites avec une éponge ou un drap mouillé. Voilà le moyen d'activer les fonctions cutanées, en la débarrassant de toutes les impuretés qui la couvrent.

Si cette pratique était généralisée, on ne verrait pas tant de scrofuleux, de rachitiques, de phthisiques et de constitutions faibles et rabougries. La race humaine pourrait être de la sorte régénérée.

La peau n'est pas seulement un organe de sensibilité, mais encore le principal instrument d'épuration de l'économie. Elle sécrète à travers les myriades de pores dont elle est criblée, un fluide onctueux qui la lubrifie et entretient sa souplesse ; elle absorbe l'air extérieur destiné à alimenter la combustion cutanée et rejette au dehors l'acide carbonique et la vapeur d'eau produits de cette combustion, devenus impropres à l'entretien de la vie.

Ainsi la peau, comme l'a dit Raspail, transpire et respire. Mais, si l'on n'y prend garde, les fluides excrétés par cette membrane laissent à sa surface en s'évaporant un enduit solide qui obstrue les pores ou orifices des glandes sébacées et des glandes sudorifiques, et s'oppose à ce travail d'élimination et à la respiration tégumentaire, d'où un trouble plus ou moins profond des fonctions cutanées.

Il importe donc, je le repète, de débarrasser la surface de la peau des impuretés excrémentitielles qui la recouvrent, à l'aide des lotions ou des bains froids, car la malpropreté est une cause fréquente de maladies ; elle détériore l'homme au physique et au moral, comme dit Hufland.

On ne doit pas oublier que les trois quarts de ce

qu'on mange et de ce qu'on boit passent par les pores de la peau. Ces pores doivent donc être tenus toujours ouverts afin de ne pas entraver la transpiration sensible et insensible.

L'eau froide ne déterge pas seulement la peau de ses impuretés, mais elle excite en outre par son contact un acte vital. « Il y a d'abord, ainsi que l'a dit le professeur Peter, impression sur les nerfs sensitifs de la peau et sur les nerfs sensitifs de ses vaisseaux; puis nécessairement transmission simultanée de l'impression ainsi produite au cerveau et à la moelle par le premier ordre de nerfs, au grand sympathique par le second ordre de nerfs (nerfs vaso-moteurs). Et voilà la totalité du système nerveux mise en branle par le simple contact d'un liquide à une température différente de celle de notre revêtement cutané. L'organisme se défend contre la soustraction du calorique qui lui est faite. Il se sent stimulé par le choc exercé sur lui, — c'est la *réaction* (1).

De là augmentation de toutes les fonctions organiques.

Les bains et les lotions à une basse température occupaient une grande place chez les anciens.

En Orient, ils étaient employés sous différentes formes et ont été élevés à la dignité de préceptes religieux. — Moïse fait une loi des ablutions froides.

Les Scythes et les Mèdes se servaient de l'eau froide comme moyen fortifiant et préservatif. Les bains faisaient partie des exercices gymnastiques en

1. Peter. Préface au *Traité d'hydrothérapie*, par E. Duval.

Grèce et à Sparte ; ils furent sanctionnés par une loi et rendus obligatoires aux deux sexes. Or, les Spartiates étaient les plus beaux, les plus forts et les plus agiles des Grecs.

Le législateur des Arabes, Mahomet, comprenant l'importance de maintenir la souplesse de la peau et de la fortifier contre les oscillations journalières de la température orientale, prescrivit, à l'exemple de Moïse, de fréquentes ablutions d'eau froide.

Cette pratique est évidemment salutaire aux disciples du prophète, comme le prouvent la force musculaire et la beauté des formes qu'on remarque chez eux.

Bien avant Moïse, bien avant tous les peuples, les Brahmanes de l'Inde antique avaient déjà prescrit l'usage des ablutions et des purifications dans les lacs, les étangs et les fleuves sacrés.

L'eau lustrale des Romains et l'eau bénite des catholiques sont de faibles ressemblances de l'Inde antique qui fut le berceau de nos ancêtres et de la civilisation des nations occidentales.

De nos jours, les bains froids tendent à se généraliser et il serait bon d'établir des bains publics non seulement dans les grands centres de populations, mais partout où il est possible de le faire, et, dans les villages et les hameaux, le curé et les instituteurs devraient encourager les élèves et les jeunes gens à prendre des bains dans les rivières, au moins pendant la belle saison, en proposant des prix aux meilleurs nageurs.

Voilà le moyen de faire entrer les bains froids dans les mœurs des populations; voilà le moyen de nous préserver en partie des infirmités de la vieillesse et d'une foule de maladies aiguës et chroniques telles que les affections de l'appareil respiratoire, la phthisie, les névroses, l'anémie, la cachexie urbaine, la scrofule, les rhumatismes, etc., et de nous fortifier, de nous aguerrir contre les vicissitudes atmosphériques.

C'est ainsi que les anciennes peuplades de la Germanie, aux dires de César et de Tacite, devaient leurs formes herculéennes à l'usage des bains froids pris même en hiver ; c'est ainsi que Ninon de Lenclos dut la conservation de sa belle santé et de la beauté de ses formes dans un âge très avancé aux lotions froides et même glacées qu'elle employa toute sa vie pour les soins quotidiens de sa toilette. C'est au point que son fils s'éprit éperdument d'elle, âgée de soixante ans, ignorant qu'elle était sa mère, et lorsque la vérité lui fut révélée, honteux et confus, il se donna la mort.

Chez les vieillards et les enfants on doit cependant être très réservé dans l'application du froid, car chez les premiers, comme je l'ai déjà dit, on doit redouter la dépression des forces et le relâchement des ressorts organiques.

Chez les seconds, il y a beaucoup de forces agissantes, c'est vrai, mais il y a, par contre, peu de forces radicales (en réserve), surtout lorsqu'ils sont chétifs ou maladifs. On doit, en outre, craindre chez eux la surexcitation d'un système nerveux si facile à rejeter hors de ses limites physiologiques. C'est pourquoi nous ne sommes pas partisans des bains froids chez les enfants avant l'âge de sept ans, c'est-à-dire avant que la seconde dentition ne soit commencée.

Ainsi dans les âges extrêmes de la vie on doit avoir de préférence recours à l'eau tiède ou mitigée.

Les affections aiguës (fièvres typhoïdes, fièvres éruptives, choléra, etc.), admettent et nécessitent aussi quelquefois l'application de l'hydrothérapie domestique, mais, cela va sans dire, sous la direction immédiate du médecin traitant.

Depuis quelques années je ne *traite* pas autrement les fièvres typhoïdes (bains froids, draps mouillés, lavements froids), et je déclare avoir obtenu d'éclatants succès. Il m'est arrivé d'administrer jusqu'à 200 bains au même sujet dans le cours d'une fièvre typhoïde.

SEPTIÈME LEÇON

DES EFFETS PHYSIOLOGIQUES DÉTERMINÉS PAR L'APPLICATION DE L'EAU FROIDE

« L'emploi de l'eau à une température inférieure à celle du sang affecte la sensibilité, soustrait à l'organisme une partie du calorique normal, ralentit la circulation après l'avoir préalablement augmentée et provoque des actions réflexes multiples. Analyser ce fait primordial, étudier ses éléments sous tous leurs points de vue et chercher les lois de leur action, tel est l'objet de l'hydrothérapie. » (Bouland.)

Le contact de l'eau froide avec l'organisme, en agissant principalement sur la circulation capillaire par l'intermédiaire du système nerveux, produit trois ordres d'effets bien distincts : ce sont les *effets primitifs* ou *affectifs*, les *effets secondaires* ou *réactionnaires*, les *effets tertiaires* ou *déprimants* (sédatifs indirects) (Gillebert-Dhercourt).

Les effets primitifs consistent dans la soustraction de la chaleur vitale, la rétraction des vaisseaux, la rigidité des tissus, et la concentration du mouvement vasculaire vers les parties inférieures. Les effets secondaires résultent du retour de la chaleur à la peau, du relâchement des vaisseaux, d'une plus grande liberté dans les mouvements musculaires, d'un sentiment de force et d'agilité plus grandes, de rougeur sur toute la surface du corps, enfin d'une sensation très prononcée et très agréable de chaleur répandue dans tous les membres. Enfin, les effets tertiaires consistent dans la diminution graduelle du bien-être précédent, le retour du froid, les frissons, le tremblement, la gêne dans les mouvements, la diminution de la sensibilité, etc.

Ces derniers ne se manifestent que lorsque le bain est prolongé au delà de la durée des phénomènes réactionnaires, c'est-à-dire après l'épuisement complet des forces actives.

Les effets secondaires sont la conséquence directe et nécessaire des effets primitifs, ils sont constamment en rapport d'intensité avec eux, et ils acquièrent toute leur force et toute leur plénitude lorsque a durée du bain froid est limitée de quelques secondes à une ou trois minutes.

Il s'ensuit donc qu'un bain froid, pour obtenir une bonne réaction, ne doit jamais être prolongé au delà de deux ou trois minutes, c'est-à-dire qu'il devra cesser aussitôt que la spontanéité vitale aura été convenablement sollicitée, et avant que l'intégrité des forces ait été entamée.

Après s'être produits, les effets secondaires s'affaiblissent progressivement au fur et à mesure que la durée du bain froid se prolonge, et finissent par s'éteindre complètement. On a alors les effets tertiaires.

Enfin, si l'action du froid se continue indéfiniment, l'économie, ne pouvant plus compenser la perte de chaleur qu'elle éprouve, laisse baisser progressivement et proportionnellement le degré physiologique de sa température, jusque-là peu modifiée, et, après avoir usé dans la résistance toutes ses forces actives de réserve, *vires in posse*, elle succombe. En d'autres termes, l'excitabilité, dans cette lutte, s'épuise sous la prolongation de l'excitation, et la vie s'éteint, suivant l'expression de Réveillé-Parise, par la suppression de l'un de ses facteurs.

Passons maintenant à la description de ces trois périodes occasionnées par l'application de l'eau froide.

Au premier moment de l'immersion, on éprouve une impression pénible. Les liquides de l'économie sont refoulés avec précipitation vers les grandes cavités, et spécialement vers les poumons ; il y a donc un mouvement centripète. La peau pâlit, le tissu dermique se resserre, devient plus ferme et plus rigide ; les papilles cutanées s'élèvent et se développent ; le calibre des vaisseaux diminue ; les organes profonds se congestionnent : le patient éprouve alors un sentiment de froid glacial ; il est en proie à un spasme général ; la respiration devient saccadée. entrecoupée, haletante, le pouls petit, concentré, profond et dur ; la peau a augmenté encore de pâleur, les nerfs qui se distribuent dans son tissu sont comme frappés de sidération ; de là son insensibilité au contact des corps extérieurs. Nous nous rapprochons alors, comme on l'a dit, de l'état de ces peuples septentrionaux qu'on voit demeurer étrangers aux sensations les plus vives et même aux blessures les plus cruelles.

On a tiré parti, en chirurgie, de cette action anesthésique du froid sur les tissus organiques pour pratiquer sans douleur des opérations sanglantes superficielles. Je dis superficielles, car l'action du froid reste bornée aux couches les plus extérieures. Les couches sous-cutanées, comme l'a reconnu Velpeau, conservent à peu près leur sensibilité normale.

Les expériences du Dr Bottev (de Divonne) sont venues confirmer l'assertion de Velpeau. La température du corps ne s'abaisse donc pas toujours simultanément dans toutes ses parties. Il n'y a que la peau qui le soit constamment à cause de la mauvaise conductibilité des tissus sous-jacents. La température centrale, par contre, est souvent plus élevée. Si la masse du sang, refoulée vers les régions profondes par la contraction spasmodique des artérioles cutanées, est suffisamment abondante, le sang n'a pas encore eu alors le temps de se refroidir (1).

Ainsi l'excitation des filets nerveux de la peau, sous l'influence du froid, retentit sur les centres ganglionnaires et aboutit tout d'abord à un acte réflexe réfrigérant sur la peau, et ce n'est que lorsque l'action frigorifique est complètement terminée, que l'hypothermie est arrivée à son point le plus bas, que commence le grand mouvement vital de la *réaction*.

Tels sont les effets primitifs ou affectifs produits par l'application de l'eau froide ; ils sont d'autant

1. Ceci arrive dans la moitié des cas.
Le contraire a lieu quand l'eau est moins froide et que l'afflux du sang est moins abondant vers le centre.

plus prononcés que la température du liquide qui a servi à l'expérience était plus basse.

Cet état dure de une à deux minutes ; puis, les effets secondaires ou réactionnaires commencent ; un mouvement vital centrifuge a lieu ; le calme renaît, le thorax se dilate, la respiration prend de l'ampleur, la circulation se fait mieux, l'activité des organes, comme le dit Prout, est portée à son maximum, les échanges nutritifs se régularisent, une douce chaleur se répand sur toute la surface tégumentaire. On se sent plus léger et plus dispos ; les mouvements sont plus libres, plus faciles et plus souples qu'auparavant, et on éprouve le besoin de se livrer à l'exercice, au saut, à la course, à la danse ; on croit sentir, comme le dit M. Bégin (1), que les téguments et les aponévroses sont appliqués avec plus de force sur les muscles, et que ceux-ci, mieux soutenus, agissent avec plus de précision, plus de vigueur, plus d'énergie que dans l'état naturel. La peau ne tarde pas à se couvrir d'une vive rougeur ; le pouls prend de l'ampleur et de la régularité ; tout est force, tout est vigueur ; on éprouve, en un mot, une sensation de chaleur et de bien-être parfait. On dirait en vérité que le corps tend à se dilater et à s'épanouir pour mieux jouir. Cet état de bien-être, c'est ce qu'on appelle *réaction*.

Il ne faut pas confondre la véritable réaction qui consiste dans la récupération spontanée complète de la perte de la chaleur engendrée par l'application du froid, avec la *réaction circulatoire* qui se montre

1. Art. *Scrofules* du Dict. des Sc. méd.

immédiatement après l'action frigorifique qui précède toujours la réaction proprement dite.

La réaction circulatoire a lieu par suite du mouvement d'expansion secondaire du sang du centre vers la périphérie. Le liquide sanguin vient se refroidir, comme l'observe le Dr Bottev, au niveau de la peau réfrigérée et retourne bientôt vers les organes profonds qu'il va refroidir à son tour. A chaque mouvement circulatoire ce phénomène se reproduit et à chaque fois un coefficient de froid abandonne la périphérie pour se porter vers le centre jusqu'à ce que la réfrigération soit uniformément équilibrée sur l'ensemble de tout l'organisme.

C'est cet échange du calorique et du froid entre la peau et le sang des parties profondes que Bottev appelle action frigorifique des applications froides.

En définitive, les effets nerveux produits par le contact de l'eau froide reposent sur la grande loi des actions réflexes.

Le grand sympathique exerce une action frigorifique par les vaso-moteurs et une action thermique par les vaso-dilatateurs.

La réaction est donc un effort, une spontanéité vitale, un mouvement qui, suivant Herpin, de Genève, dépasse quelquefois, en sens opposé, celui qui l'a précédé, ou plutôt c'est un simple fait de résistance vitale opposé par l'organisme à toute cause qui agit sur lui ou contre lui. Sa puissance est toujours proportionnelle, et à l'intensité du froid, sa cause excitante, et à l'énergie vitale du sujet.

La réaction en état de santé, comme l'a démontré Currie, s'établit même sous la douche ou dans le bain; seulement dans ce cas sa durée est éphémère, elle ne va pas au delà de douze à quinze ou vingt minutes. Au bout de ce temps, le malaise de la première impression reparaît et va en augmentant, les frissons se déclarent, et on ne tarde pas à trembler et à grelotter de froid.

La chute de la réaction est alors imminente, et, si on prolongeait encore le séjour dans l'eau, ces phénomènes augmenteraient d'intensité, les mouvements deviendraient impossibles, et le patient ne tarderait pas à succomber. On obtiendrait alors les effets tertiaires ou déprimants, comme les appelle Gillebert-Dhercourt.

La réaction a-t-elle toujours lieu chez tous les sujets soumis à l'action de l'eau froide? Ici les praticiens sont divisés en deux camps; selon les uns elle peut manquer, selon les autres elle ne manque jamais. Suivant Bégin, il faudrait, pour que la réaction fît défaut après l'application d'un excitant aussi énergique, que le sujet touchât au dernier terme de la débilité vitale.

Suivant Gillebert-Dhercourt, elle peut être plus ou moins faible, mais elle ne manque jamais. Fournier et Piscay sont du même avis, et, si certains auteurs ne l'ont pas trouvée, c'est, disent-ils, qu'ils en ont cherché les caractères après des bains ou des douches trop prolongés, et lorsque le sujet continuait à se refroidir encore par l'exposition à l'air extérieur, c'est-à-dire lorsque la réaction était éteinte, et que, loin de s'opérer spontanément, elle exigeait au contraire les secours des moyens artificiels.

Ainsi, la rubéfaction de la peau au contact même

de l'eau, c'est-à-dire la réaction, a constamment lieu, seulement elle est plus ou moins faible. Mais comment prouver cette assertion ? Par un moyen très simple : en comprimant la peau du baigneur avec le doigt, on produit une teinte pâle sur le point comprimé. Or, cette paleur disparaîtra plus ou moins promptement, et le degré de promptitude avec lequel elle se dissipera indiquera celui de l'activité de la circulation du sang dans les vaisseaux, c'est-à-dire de la réaction ; et si, dans cet état de choses, l'action excitante de l'eau froide vient à cesser avant qu'il y ait épuisement des forces disponibles, *de viris in actu*, en d'autres termes, si le baigneur sort de l'eau au bout de deux ou trois minutes d'immersion, l'effort réparateur se continue en dehors de la cause motrice et par la seule impulsion imprimée aux forces dont l'intégrité a été respectée. Quant à moi, je partage entièrement l'opinion de Gillebert; car il me semble que, pour que la réaction fît complètement défaut, il faudrait que l'économie n'eût plus de force en réserve, *vires in posse*, qu'il y eût, en un mot, épuisement complet des forces radicales. Or, cet épuisement ne peut évidemment avoir lieu qu'à l'article de la mort, lorsque l'organisme est sur le point de tomber en dissolution.

La crainte que certains médecins manifestent pour leurs malades à propos de la non-réaction est donc chimérique ; le sujet a beau être faible, il y a toujours chez lui des forces intactes, latentes, qu'il est souvent possible de réveiller par un traitement convenablement dirigé. J'ai donné des soins à une femme névropathique, âgée d'une quarantaine d'années, dont la faiblesse et la maigreur étaient extrêmes par suite de privations de toutes sortes, et chez laquelle les douches froides réveillèrent des forces qui paraissaient éteintes.

Je ne veux pas inférer de là qu'on obtiendra toujours une réaction suffisante. Non, cela n'est pas; et, dans ce cas, il y aurait danger à continuer le traitement hydrothérapique.

De tout ce qui vient d'être dit, il résulte que l'action de l'eau froide sur l'économie, comme modificateur thérapeutique, varie suivant la durée de son application.

Si cette durée est limitée entre quelques secondes et deux ou trois minutes, on obtiendra un effet excitant tonique, hypersthénisant; si, par contre, la durée est prolongée de douze à quinze minutes, par exemple, on obtiendra un effet sédatif, antiphlogistipue, hyposthénisant (1). Mais ce dernier effet ne peut être obtenu qu'après avoir comprimé la réaction qui, comme nous l'avons vu, ne manque jamais de se produire au contact même de l'eau froide (2).

La conséquence forcée, fatale, inévitable de toute

1. Les effets sédatifs peuvent s'obtenir directement par une température de + 23° à 30°. L'eau à ce degré ne donne point naissance aux effets primitifs ni secondaires, elle n'éveille aucune spontanéité dans l'organisme, elle ne soustrait la chaleur animale que petit à petit, et constitue ainsi un agent de sédation directe ou d'hyposthénisation.

2. Si l'on compare la perte en matériaux organiques solides qu'éprouve l'organisme à l'air ou après un bain froid, on constatera de très grandes différences, comme le prouvent les expériences de Richter et de Lhemann. Ainsi 100 grammes d'urine contiennent environ 14,459 de matières solides dans les conditions ordinaires; après un bain de siège d'un quart

application d'eau froide à l'économie, est donc, répétons-le, la réaction, c'est-à-dire l'augmentation d'activité de toutes les fonctions, dont le résultat final est la production d'une plus grande somme de calorification.

CALORIFICATION

La calorification! Voilà, messieurs, un sujet qui a excité à l'envi les recherches de tous les savants, depuis la plus haute antiquité jusqu'à nos jours.

L'étude de la chaleur animale ou de la calorification se lie de la manière la plus intime à l'hydrothérapie ; car, comme on le sait, le but principal de la nouvelle méthode est une soustraction plus ou moins considérable, une répartition plus régulière et une grande dépense de la chaleur vitale. Ce sujet mérite donc que nous nous y arrêtions un instant.

La calorification n'est pas une fonction d'un organe spécial, comme la digestion, la circulation, la phonation, mais une faculté générale appartenant à tous les tissus doués de la vie dans lesquels s'accomplissent les phénomènes de nutrition. C'est dans la profondeur de l'organisme, au contact des éléments histologiques, que la chaleur animale s'engendre par les réactions chimiques dont s'accompagne leur nutrition et leur fonctionnement ; elle est, en d'autres

d'heure seulement, à la température de 10° à 15° centigr., les matières solides contenues dans la même proportion d'urine montent à 19,403. Pour couvrir la perte de chaleur éprouvée par le corps à la suite de l'application de l'eau froide, il a donc fallu une combustion interieure très active.

(HEGGLIN, *directeur de l'établissement de Schœnbrun.*)

termes, la résultante de tous les phénomènes calorifiques qui sont la conséquence forcée des transformations, des mouvements et des réactions chimiques dont l'organisme est le siège. Voici comment les phénomènes se passent :

Les poumons et la peau sont, comme on le sait, des organes d'hématose; ils absorbent l'oxygène de l'air atmosphérique, l'un au moment de la respiration. l'autre sans cesse par continuité.

Le sang ainsi hématosé, ainsi oxygéné, est transporté à travers l'arbre artériel dans toutes les parties de l'économie, pénètre à travers les capillaires dans toute la trame organique où se passent des phénomènes de la plus haute importance, qui frappent les médecins philosophes, habitués à réfléchir sur les phénomènes de la vie, d'une profonde admiration ; il s'y opère une véritable combustion. L'oxygène, en effet, se fixe sur les principes carburés de nos tissus d'une part et les transforme en acide carbonique, et sur les principes hydrogénés d'autre part et les transforme en eau et enfin sur les matières albumineuses du sang et les transforme en urée et en acide urique. Ces nouveaux produits sont aussitôt dissous dans les parties liquides du sang, et ramenés, les deux premiers, par le système veineux vers les poumons et la peau où ils sont éliminés. Quant à l'urée et à l'acide urique, ils sont éliminés par les urines.

Cette action chimique ou cette combustion, s'opérant dans la profondeur des tissus organiques et dans toutes les parties de l'économie à la fois, y développe une grande quantité de chaleur qui se renouvelle sans cesse, parce qu'il y a sans cesse déperdition de chaleur, et la température animale se maintient de la sorte à un degré constant.

Comme vous le voyez, messieurs, la calorification est donc le résultat de la combinaison de l'oxygène avec le carbone, l'hydrogène et l'azote des tissus organiques, c'est-à-dire d'une véritable combustion; mais cette combustion ne s'opère pas dans les poumons, comme le pensaient Lavoisier et Laplace, mais dans toutes les parties même les plus déliées de la trame organique. Dans cette opération, les poumons n'ont d'autres fonctions que celle d'absorber l'oxygène sans produire de combustion. Les expériences de Magendie ont mis cette vérité hors de doute. Ce physiologiste a fait passer de l'air atmosphérique, puis de l'oxygène pur, puis de l'hydrogène, gaz éminemment combustible à travers du sang veineux disposé dans un appareil convenable, et la température du sang n'a pas varié, bien qu'il ait revêtu tous les caractères physiques et chimiques du sang artériel.

« La teinte d'un rouge vif, que prend le sang en traversant les poumons, est sa couleur naturelle, couleur indépendante de l'oxygène de l'air qui s'était altérée, rembrunie sous la combustion, par la formation de l'acide carbonique et qui reparaît dans tout son éclat dès que le gaz contaminateur a été rejeté dans l'atmosphère par l'expiration; et le sang, dans sa transformation, s'approprie en partie l'oxygène de l'air inspiré, mais il se l'approprie pour les tenir en solution, exactement comme l'eau tient de l'air en solution, et ce n'est que plus loin, dans le réseau capillaire général, que cet oxygène sera utilisé pour la chaleur générale, là où l'attend un *agent dynamique* dont le rôle est d'en solliciter la *combinaison chimique* avec le carbone et l'hydrogène réunis dans ce liquide (1). Là seulement est la combinaison, là le dégagement du calorique animal. Cet agent dynamique sans lequel il n'est pas de température propre, c'est-à-dire de véritable calorification, c'est l'*appareil nerveux ganglionnaire* (2).

Les nerfs ganglionnaires ne seraient donc pas, suivant de Robert de la Tour, les agents de la contraction vasculaire, comme le veut Cl. Bernard, pas plus qu'ils ne sont les agents de la contraction musculaire, car les animaux à sang froid en sont dépourvus. Leur véritable fonction consisterait à déterminer, à l'extrémité des tubes artériels qu'ils accompagnent partout, la combinaison chimique d'où résulte la chaleur animale. Comme dans l'eudiomètre, le cou-

1. Suivant Claude Bernard, l'oxygène se fixe sur l'hémoglobine (matière colorante des globules du sang) et par conséquent il est vrai de dire que la respiration est une fonction générale qui s'opère dans tous les tissus, dans l'œuf, dans le sang, dans les muscles, dans le nerf, dans la glande, dans tous les éléments anatomiques. On peut donc dire, avec l'illustre physiologiste, que c'est là une propriété universelle appartenant à tous les êtres vivants, sans exception de végétal ou d'animal, caractéristique de la vie élémentaire. C'est, en somme, un aspect de la nutrition élémentaire ou interstitielle. Cette propriété est un démembrement de l'irritabilité nutritive. En effet, les échanges qui constituent pour l'élément anatomique l'assimilation et la désassimilation ne se font pas seulement entre liquides; ce n'est pas seulement un courant liquide que traverse l'élément organique, c'est encore un courant gazeux.

2. De Robert de la Tour. *Rôle de l'appareil nerv. gangl. dans la prod. de la chal. animale.* Tribune méd. du 27 mars 1870.

rant électrique détermine la combinaison de l'oxygène avec l'hydrogène, pour former de l'eau et dégager de la chaleur.

Quoi qu'il en soit, la quantité de chaleur que l'homme produit est vraiment très considérable.

Selon Despretz, en effet, 435 grammes de charbon sont transformés chaque jour en acide carbonique chez l'adulte (1). Or, un gramme de charbon développe par sa combustion une quantité de chaleur capable d'élever 105 grammes d'eau à 75°. En multipliant ces 105 grammes par 75, on aura le nombre de degrés de chaleur produit par un gramme de charbon en combustion. Ce calcul donne 560. 625 degrés de chaleur. Mais comme le corps de l'homme en brûle 435 grammes, il faut multiplier ce nombre par le dernier : on trouve alors que le corps d un homme adulte dégage, dans un jour, 550, 625 degrés centigr. de chaleur. Ainsi, avec cette quantité de chaleur, on pourrait élever à la même température un gramme d'eau, ou bien porter à l'ébullition 34 kilogrammes de ce liquide.

Mais s'il est vrai qu'il se produit constamment de la chaleur au sein des animaux, il est vrai aussi que ceux-ci en perdent sans cesse en raison et de leur pouvoir rayonnant, et des corps avec lesquels ils sont en contact, et de l'échauffement de l'air exhalé pendant la respiration, et de l'échauffement des urines et des matières excrémentielles, et particulièrement des sécrétions tégumentaires ; l'expérience prouve

1. Suivant Dumas, la quantité de carbone brûlé, par l'effet de la respiration, ne serait que de 10 grammes par heure, ou 240 grammes par jour.

que le produit et la perte sont tels que la température reste à peu près constante dans le même animal, mais qu'elle varie d'une espèce à l'autre; qu'elle est pour les animaux à sang froid un peu au-dessus du milieu dans lequel ils vivent, et que pour les animaux à sang chaud, elle se trouve comprise entre 36° et 43°.

Chez l'homme adulte la peau et les poumons exhalent, dans vingt-quatre heures, 1,500 grammes de vapeur aqueuse; or, pour faire passer ce volume d'eau à l'état de vapeur, il faut 3,263,532 degrés de chaleur; il reste donc, sur le chiffre total de chaleur produite par le corps de l'homme, 162,093 degrés, qui se perdent par les voies que nous venons d'indiquer. C'est ainsi que l'homme, dans un climat tempéré, conserve une température moyenne de 37° centigrades.

L'expérience prouve aussi que les extrémités sont toujours un peu moins échauffées que le tronc, et d'autant moins, toutes circonstances égales, qu'elles reçoivent moins de sang; ce qui vient à dire, comme l'a prouvé John Devy, que la chaleur va en diminuant à partir des cavités profondes vers les extrémités.

Pendant que tous ces phénomènes de production et de déperdition de calorique ont lieu chez les animaux, l'appareil digestif ainsi que tous les organes de l'assimilation ne restent pas inactifs; ils préparent les éléments destinés à réparer les pertes occasionnées par la combustion organique; autrement, vous le comprenez sans peine, la vie s'éteindrait faute d'éléments réparateurs, comme la flamme d'une lampe s'éteint si l'huile vient à lui manquer.

Les organes de la digestion sont donc chargés d'extraire des aliments tous les principes alibiles ou réparateurs; ceux-ci sont pompés à la surface de l'estomac et des intestins par les vaisseaux chylifères et les capillaires de la veine porte, et portés dans le torrent de la circulation qui les charrie dans toutes les parties du corps, de sorte que le sang remplit ici un double rôle, à savoir : le rôle d'agent de soustraction, et le rôle d'agent de réparation. Il dépose une nouvelle molécule organique à la place de celle qu'il vient d'enlever.

Comme vous le voyez, messieurs, j'ai donc eu raison de dire, au commencement, que la calorification est liée de la manière la plus intime à toutes les fonctions organiques ; elle tient sous sa dépendance, comme le dit Lubanski, le mouvement de décomposition et celui d'assimilation ; elle préside aux actes les plus importants de l'organisme. Aussi, qu'une seule de nos fonctions se trouve lésée d'une manière quelconque, des troubles proportionnés à l'importance de la lésion ne tardent pas à se manifester dans la production ou la répartition de la chaleur. La production de celle-ci se trouve-t-elle gênée, l'oxygène manque-t-il en partie, ou bien son accès dans le sang par les poumons ou par la peau rencontre-t-il des obstacles? toutes les fonctions de l'économie s'en ressentent (1).

Cela étant, n'est-il pas évident que l'hydrothérapie.

1. *Examen physiol. de l'Hydrothérapie.*

en activant et en régularisant la production de la chaleur vitale, exerce une grande influence sur toutes les fonctions de l'économie, auxquelles elle imprime une énergie inaccoutumée, et qu'en dernière analyse on obtient de la sorte une décomposition et une reconstitution prompte et rapide des tissus, et partant une rénovation plus accélérée et plus complète de la substance organique ? En effet, l'élément principal de la production de la chaleur, c'est l'oxygène. Or, les organes chargés de l'absorption de ce gaz, c'est-à-dire la peau et surtout les poumons, sont fortement sollicités par les divers procédés hydriatiques, et accomplissent leurs fonctions avec plus d'énergie. C'est là une conséquence immédiate de la dépense insolite de la chaleur, à laquelle on est exposé par l'application du froid. L'appétit augmente singulièrement, et cela se comprend, car la combustion des principes carbonés et hydrogénés par l'oxygène atmosphérique étant activée d'une manière très remarquable dans les profondeurs de l'organisme, une prompte assimilation devient nécessaire pour réparer la perte subie par les organes. C'est par la même raison que la circulation sanguine se trouve proportionnellement accélérée, toute sécrétion augmentée, et l'innervation mieux répartie et plus régularisée. Mais nous avons dit plus haut que la calorification est sous la dépendance de l'appareil nerveux; c'est donc sur l'innervation et la circulation qu'agit primitivement l'hydrothérapie et secondairement sur la nutrition.

Voilà pourquoi M. Delmas, de Bordeaux, se croit fondé à dire que la base physiologique de l'hydrothérapie peut se résumer en un seul mot : *Le fonctionnalisme* (1).

Avant de terminer, un mot sur l'action stimulante des divers procédés hydriatiques sur l'enveloppe cutanée, qui est, comme le dit Hufeland, *une des colonnes de la vie et de la santé.*

Les fonctions de la peau, comme vous le savez, sont complexes. Non seulement cette enveloppe sert à délimiter, à embellir et à protéger le corps, mais encore elle est l'organe du tact, et, en partie, de l'hématose et de la calorification : elle est le théâtre d'une multitude d'opérations vitales très importantes, la source d'une foule de compositions et de décompositions organiques, une surface absorbante et sécrétante à la fois. En un mot, comme le dit Raspail, la peau est une vaste branchie qui fonctionne à l'instar du poumon, elle transpire et respire.

« Comme agent d'absorption, l'enveloppe tégumentaire influe sur l'hématose en enlevant l'oxygène à l'air atmosphérique ; comme organe de calorification, elle maintient l'équilibre de la chaleur vitale par l'évaporation incessante qui se fait à sa surface ; comme appareil de sécrétion, elle est chargée de l'élimination de l'acide carbonique, ainsi que des principes organiques dont le rôle est achevé, et qui doivent être expulsés par la transpiration. » (Lubanski.)

Or, si quelque trouble survient dans les fonctions de la peau, l'équilibre est aussitôt rompu et la santé dérangée ; et si le trouble est profond au point de

1. De l'*hydrothérapie* à domicile.

supprimer complètement les fonctions cutanées, la vie devient incompatible et il arrive ce que Berne appelle la *mort aiguë* par la peau, comme le prouvent les expériences de Fourcault.

Ce physiologiste, en effet, supprima totalement les fonctions de la peau sur divers animaux en appliquant un vernis imperméable sur cette enveloppe, et les animaux soumis à ses expériences ne tardèrent pas à présenter des désordres graves, tels que l'altération du sang et de l'urine, la diminution de la température, des lésions locales diverses, des phénomènes paraplégiques, des congestions organiques variables, et enfin ils succombèrent en présentant tous les signes de l'asphyxie. Suivant Berne, la mort survient ici non par suite de la répercussion de la sueur et par conséquent de la rétention de l'acide lactique et autres produits comburés dans l'économie, comme le veut Fourcault, mais bien par la suppression subite de la calorification cutanée, entraînant à sa suite l'hypérémie, l'engouement, la congestion des poumons : de là asphyxie. Jamais Berne n'a trouvé dans ses expériences d'autres altérations que celles des poumons (1).

Ce qui arrive chez les animaux arriverait également chez l'homme, si on plaçait ce dernier dans les mêmes conditions. Le hasard s'est chargé d'en fournir la preuve. Lorsque Léon X, fils de Laurent de

1. Voici comment Berne explique ce phénomène : les poumons, pour suppléer aux fonctions de la peau supprimée, redoublent d'energie. Or, ce surcroît d'activite du côté des organes respiratoires amène l'hyperémie et la congestion de ces mêmes organes.

Médicis, monta sur le trône pontifical, Florence voulut célébrer ce grand événement en représentant l'âge d'or. A cet effet, on couvrit le corps d'un enfant beau et vigoureux de feuilles extrêmement minces de ce métal précieux ; mais la cérémonie n'était pas encore terminée, que le pauvre enfant succombait misérablement à cette expérience.

En dorant, en argentant, en étamant la peau de plusieurs animaux, Fourcault reproduisit le même effet.

La plupart des maladies reconnaissent souvent pour cause l'altération plus ou moins profonde des fonctions de la peau (1) : de là la diminution, l'affaiblissement de l'action expansive du système nerveux et de la circulation capillaire périphérique, la congestion de l'engouement des organes profonds, l'obstruction des vaisseaux par des sucs mal élaborés, l'amoindrissement des sécrétions tégumentaires, etc.

Ces causes sont importantes à connaître, car elles fournissent des indications thérapeutiques. *Si medicus methodum teneret quo stabilem perspirationem servaret, nosceret arcanum, quo omnes morbos et chronicos et inflammatorios sanaret*, a dit Boerhaave.

Or, si vous voulez ramener l'ordre dans l'économie si vous voulez rétablir dans leur type régulier les fonctions cutanées perturbées, si vous voulez, en un mot, guérir vos malades, c'est à la peau que vous devez surtout vous adresser. Frappez donc vigoureusement

1. Une suppression brusque de l'exhalation cutanée donne naissance aux maladies aiguës, une suppression lente aux affections chroniques.

cette enveloppe, sollicitez ses fonctions allanguies, activez sa circulation capillaire, régularisez son innervation, exagérez parfois sa faculté perspiratoire, et vous atteindrez souvent le but tant désiré, vous rendrez la santé à ceux qui l'on perdue. Or, quels moyens plus propres à obtenir un si heureux résultat que l'hydrothérapie !

Maintenant, messieurs, si vous jetez un coup d'œil comparatif sur les divers procédés que j'ai eu l'honneur de vous exposer et sur les considérations physiologiques que je viens de développer devant vous, vous demeurerez convaincus que l'hydrothérapie est une méthode complexe, et que, quoiqu'elle ne se serve que d'un seul agent, de l'eau froide, elle est tour à tour antiphlogistique, hémostatique, sédative, excitante, révulsive, évacuante, sudorifique, tonique ou perturbatrice, suivant que vous emploierez telle ou telle forme, tel ou tel mode d'application de cet agent unique.

Ainsi, quoique l'eau froide n'ait qu'un seul mode d'action, la réfrigération, comme l'observe avec justesse Gillebert-Dhercourt, cette action donne naissance à des effets physiologiques différents, suivant le degré de température et la durée de l'application réfrigérante.

« Par exemple à + 4° centigrades et au-dessous, l'effet est directement déprimant. Si la durée du contact du froid n'a pas été trop prolongée, et si le sujet est suffisamment fort, cet effet est suivi d'une réaction énergique spontanée.

« Entre + 8°, + 14° et + 15°, l'effet est excitant si le contact du froid ne dure pas plus de trois à quatre minutes; dans le cas contraire, l'excitation s'éteint et fait place à un effet déprimant qui, lui-même, est suivi d'une nouvelle excitation ou d'une réaction spontanée proportionnelle aux forces du sujet.

« Enfin, entre + 20° et 25°, l'effet est directement et exclusivement sédatif, c'est-à-dire qu'il n'est ni précédé ni suivi d'aucun phénomène d'excitation ou de réaction spontanée. »

Ces trois préceptes suffisent, pour diriger les diverses applications hydrothérapiques et permettent d'agir avec certitude.

C'est à vous à choisir la forme et le mode d'application convenables aux cas pathologiques que vous avez à traiter.

« Le premier besoin est de connaître le mode physiologique du malade, le degré et l'état de ses forces, tout ce qui répond à sa nature personnelle; vient ensuite celui d'établir l'indication thérapeutique, c'est-à-dire le genre de changement qu'il conviendrait d'introduire dans l'affection dont il est atteint, afin de déterminer le genre d'effet qu'il faut demander à l'eau froide. » (Ribes.)

Malheur à vous, malheur surtout à vos malades si votre choix est aveugle et inconsidéré! car chaque forme, chaque mode d'application produisent des résultats différents et souvent opposés, et vous aurez alors à vous reprocher amèrement le mal au lieu du bien que vous aurez causé aux malades qui se sont confiés à vos soins.

Mais vous éviterez sûrement toute chance d'erreur en expérimentant avec prudence et en suivant à la lettre les préceptes que j'ai eu l'honneur de vous développer dans le cours de ces leçons.

APPENDICE A LA PHYSIOLOGIE HYDROTHÉRAPIQUE

Mon ami le Dr P. Delmas, fondateur de l'institut hydropathique de Longchamps, à Bordeaux, et des thermes de Dax, a entrepris une série d'expériences fort ingénieuses sur l'homme à l'état de santé et de maladie, qui ont donné des résultats singuliers et opposés à ce que nous avons cru jusqu'à ce jour. C'est ainsi qu'il a constaté que l'exercice après une douche froide, dans le but de provoquer la réaction, amène un abaissement persistant de la température du corps et une diminution de la vitesse du pouls et de la tension artérielle. En effet, sous l'influence de l'application du froid, le *summum* et le *minimum* de la vitesse du cœur correspondaient au *summum* et au *minimum* de la tension artérielle et par conséquent ils sont dans un rapport inverse de l'état physiologique normal.

Ce désaccord entre la vitesse du cœur et l'élévaion de la tension artérielle semble, en vérité, un acte de prévoyance de la vitalité. Quand le cœur, en effet, épuisé par l'excitation à laquelle il vient d'être soumis, ralentit ses mouvements, il est utile que son frein lui apporte au fur et à mesure de son ralentissement une résistance de moins en moins considérable.

Quand au contraire le cœur reprend sa vitesse sous une nouvelle excitation frigorifique quelconque, il est utile que la tension artérielle se relève et s'oppose à une arrivée d'une trop grande masse de sang à la périphérie, autrement, il n'y aurait plus de limites.

Ainsi, pour nous résumer, après une douche froide, selon Delmas, le sujet se refroidit et sa température centrale s'abaisse précisément alors qu'il éprouve une sensation de chaleur. Tout au contraire, la température centrale se relève ou se maintient pendant que le patient est sous la douche ou lorsqu'il éprouve des frissons. La réaction ne se traduit donc pas par une élévation, mais par un abaissement de la température générale et, par contre, la sensation de froid éprouvée par le sujet se traduit plutôt par une tendance à l'élévation ou au maintien de la température du corps.

Voici ce qui se passe : sous l'influence du froid, le sang est chassé violemment de la périphérie par suite de la contraction énergique du réseau capillaire superficiel. Mais il y revient graduellement à mesure que la tension artérielle subitement élevée s'abaisse de nouveau. C'est alors surtout que se produisent ces phénomènes de chaleur, de rougeur, de turgescence de la peau parfaitement connus. De là l'activité plus grande du courant sanguin et partout une nutrition générale plus active dont les effets se propagent à l'économie tout entière.

Telle est la réaction, d'après les expériences de M. Delmas.

Pour obtenir une bonne réaction, l'application du froid doit être courte (20 à 60 secondes).

De tout ce que nous venons d'exposer l'auteur conclut que la physiologie hydrothérapique et son phénomène ultime et capital caractérisé par la réaction organique se résument dans les propositions suivantes :

« Un acte organique ayant pour point de départ une impression sensible périphérique, une vibration moléculaire ou atomique se propageant aux centres nerveux et réfléchies par ces derniers d'une manière distincte et indépendante, sur les centres ganglionnaires des circulations centrale et périphérique.

« Les modifications inverses subies par ces deux circulations, modifications aidées ou entravées par un repos ou un exercice quelconque, ont pour conséquence *primitivement* un abaissement de la température périphérique et une tendance au relèvement de la température centrale, et *secondairement* un abaissement de la température centrale et une élévation de la température périphérique.

« Cette dernière nous donne la *valeur calorique* des actes nutritifs et de l'énergie médicatrice développés par cette vibration moléculaire, c'est-à-dire la transformation organique sinon l'équivalence de cette force ou de cette modalité du mouvement imprimé à un corps vivant(1). »

D'un autre côté, M. Bottey a observé que la chute de la température centrale ne se produit pas toujours d'emblée, 16 fois sur 34 il l'a vue être précédée d'une élévation temporaire de la chaleur animale.

Après cette action thermogène, ou même sans elle,

1. P. Delmas. *Manuel d'hydrothérapie*, Paris, 1885, chez Octave Doin.

on voit donc survenir une action frigorigène où la température descend au-dessous de la normale, pour y revenir ensuite par une ligne graduellement ascendante : c'est la réaction proprement dite. D'un autre côté, on peut donc affirmer avec M. Prout que l'abaissement de la température n'est pas toujours immédiat, que dans bon nombre de cas il y a d'abord élévation de la température, puis abaissement, et enfin élévation, c'est-à-dire réaction à l'action frigorifique des agents extérieurs.

HUITIÈME LEÇON

DU RÉGIME ET DE L'EXERCICE, DES INDICATIONS ET DES CONTRE-INDICATIONS

Le régime et la gymnastique furent chez les anciens, et particulièrement chez les Grecs et les Romains, les premiers éléments de leur puissance et de leur grandeur, et formaient en quelque sorte la base de l'éducation et de l'hygiène publiques. L'école de Salerne les eut en grand honneur; elle les considérait comme indispensables à l'entretien de la santé et à la cure des maladies.

Ces mêmes préceptes font partie essentielle de la méthode hydrothérapique.

DU RÉGIME

Grâce aux travaux dont les chimistes ont enrichi dans ces derniers temps le domaine de la physiologie, les phénomènes de l'assimilation et de la désassimilation nous sont mieux connus, et par conséquent nous pouvons choisir avec connaissance de cause les éléments les plus propres à réparer les pertes éprouvées par l'économie et à modifier, pour ainsi dire, à notre gré l'organisme, soit de l'homme, soit des animaux.

Tout le monde connaît les merveilles créées par Bakewell en Angleterre, à l'aide du régime, sur les races des animaux domestiques. C'est grâce au régime que la Grande-Bretagne possède la supériorité sur les autres nations dans l'élevage des bestiaux.

Le régime, transporté des animaux chez l'homme, a produit en Angleterre des prodiges non moins remarquables. On a, à volonté, augmenté sa force musculaire, diminué son embonpoint, ou développé spécialement un seul organe. C'est ainsi qu'on a créé de toute pièce, par l'*entraînement* et la *condition*, c'est-à-dire par le régime et l'exercice, les boxeurs, les coureurs et les jockeys (1).

Vous connaissez, messieurs, la force musculaire des premiers : elle est capable d'abattre d'un coup de poing un homme. Vous connaissez la puissance respiratoire des seconds : les coureurs peuvent parcourir vingt-cinq milles par jour à reculons, pendant six semaines, sans perdre haleine (2). Vous connaissez enfin

1. Les pratiques fondamentales de l'*entraînement* consistent d'abord dans l'emploi bien dirigé de l'exercice, des purgations, des sueurs et de la diète ; puis, l'amaigrissement obtenu, on repare les forces par un régime convenable.

L'homme qu'on entraine diminue de 9 kilogr. en deux jours, et de 12 kilogr. en cinq jours.

2. James Lambert vient d'accomplir à Boston (Etats-Unis) un exploit de marche qui efface incontestablement tous les précédents en ce genre : il a marché 1,000 milles en 1,000 heures consécutives.

Lambert a perdu dans cette course 7 kilos de son poids, et est sorti de là dans un état d'epuisement extrême.

la légèreté des derniers : elle est telle que les chevaux s'aperçoivent à peine du poids de leurs cavaliers, et n'en sont aucunement gênés dans leurs courses rapides.

Le régime exerce donc une puissante influence sur l'économie, et en hydrothérapie on doit lui accorder une attention spéciale.

L'extrême frugalité inaugurée par Priesnitz est justement abandonnée aujourd'hui ; elle a été remplacée par une alimentation plus substantielle, apte à réparer les pertes incessantes causées soit par les transpirations répétées, soit par la réaction contre l'action du froid.

Le traitement hydrothérapique active singulièrement les mouvements de composition et de décomposition, c'est-à-dire la mutation de la matière organique. Or, il est évident que ce n'est que par un régime alimentaire convenable qu'on peut fournir à l'organisme les matériaux de cette rénovation de la substance organique.

Ce n'est pas tout. L'hydrothérapie imprime une grande activité à la production de la chaleur animale : or, cette production est le résultat immédiat de la combustion des molécules carbonées, hydrogénées et azotées de nos organes. L'alimentation, par conséquent, doit fournir à l'organisme ces éléments au fur et à mesure qu'ils sont consommés.

Les aliments qui renferment en plus grande quantité ces substances élémentaires sont les corps gras, les liqueurs alcooliques, les matières sucrées et les féculents. Sur la table de tout établissement hydrothérapique devront donc figurer avec les viandes rôties et grillées, des mets sucrés, les pommes de terre sous toutes les formes et autres féculents, et même le vin, autrement la réaction se ferait avec peine, faute d'éléments combustibles.

Il est à noter, et cela se conçoit par ce qui vient d'être dit, que le traitement stimule vivement les fonctions digestives, mais il est utile, au début surtout, de ne pas se laisser aller à satisfaire la voracité de son appétit. Il importe d'aller par gradation pour ne point fatiguer les organes de la digestion, qui n'ont pas encore été habitués à ce surcroît d'activité.

D'ailleurs, il est toujours utile de ne point manger avec excès, comme on le fait trop souvent dans les établissements hydrothérapiques. C'est une erreur de croire que plus on mange, plus vite on guérit : on ne fait par là qu'enrayer, qu'entraver la marche de la guérison.

J'ai vu des malades qui, non contents d'avaler des quantités énormes d'aliments à l'heure des repas, mangeaient encore, dans les intervalles, des morceaux friands et indigestes, au point de troubler gravement les fonctions digestives qu'on était parvenu à rétablir en grande partie dans leur type régulier. On ne saurait jamais avoir trop présent à l'esprit le précepte de Galien, à savoir : qu'une condition excellente pour conserver la santé et la récupérer quand on l'a perdue, c'est de sortir de table avec un reste d'appétit. C'est là le moyen infaillible de bien se porter et de vivre longtemps exempt d'infirmité. L'exemple de Cornaro, ce gentilhomme vénitien, est là pour témoigner de la vérité de mon assertion.

Né avec une constitution faible, Cornaro ne put

résister longtemps à l'intempérance à laquelle il se livra d'abord : il y perdit la santé. A trente-cinq ans, les médecins ne lui donnèrent plus que deux ou trois ans de vie.

C'est alors que le patricien de Venise rompit avec ses habitudes d'intempérance : à la vie dissipée il fit succéder la vie régulière, et à l'intempérance, la sobriété.

Sa sobriété est devenue célèbre. Trois cent quatre-vingts grammes d'aliments solides et quatre cent quarante grammes de vin par jour furent, pendant plus d'un demi-siècle, toute sa nourriture; et cela lui réussit si bien que, pendant tout ce laps de temps, il ne fut jamais malade, et il vécut cent ans avec la jouissance parfaite de toutes ses facultés, au point que sur la fin de ses jours il chantait avec autant de force et d'agrément qu'il le faisait à vingt ans.

Je ne veux pas inférer de l'exemple de Cornaro que nos malades doivent s'astreindre à un régime si sévère; ils doivent, au contraire, manger suffisamment, afin de réparer les pertes que leur fait subir le traitement par l'eau froide. A plus forte raison ne le conseillerons-nous point aux personnes bien portantes. « Ce serait être trop sévère, dit Ramazzini dans ses Commentaires sur le livre de Cornaro sur la *Tempérance*, que prescrire de pareilles règles aux personnes qui jouissent d'une parfaite santé ; ce ne serait pas même un bien pour le public. Que l'on oblige à cela les vieillards, après qu'ils auront eu passé la meilleure partie de leur vie au service de la république ; mais il n'est pas juste de comprendre dans ces observations les jeunes gens... Comment pourront-ils servir leur prince et leur patrie, soit dans les armées, soit dans les ambassades, où il faut endurer la fatigue des voyages ?.. Comment un médecin pourra-t-il visiter tous les jours ses malades? Comment un avocat pourra-t-il suffire à sa charge? », — « Si quelqu'un, dit encore Ramazzini, me demandait de quels aliments il devrait user, en quelle quantité et en quels temps il devrait les prendre pour se maintenir en santé, je le renverrais à son estomac qui est sans doute plus capable que qui que ce soit de lui donner là-dessus un bon conseil. »

Dans l'établissement que je dirige, on prend deux repas par jour, le premier à dix heures et demie, et le second à six heures; ils sont servis d'une manière simple et confortable à la fois; ils consistent en des viandes grillées et rôties, en mets sucrés et féculents.

Le vin n'est point banni de nos tables; car c'est une pratique déplorable que de mettre indistinctement tout le monde au régime aqueux, comme on le fait encore dans beaucoup d'établissements. « Le régime aqueux, dit M. Fleury, exige une appréciation éclairée des différentes circonstances individuelles et pathologiques que présente chaque malade. L'eau froide pour unique boisson peut être prescrite avec avantage aux individus pléthoriques, aux malades qui ont commis de grands excès de table, qui sont atteints d'une gastrite chronique, d'une affection du foie, aux goutteux, aux graveleux, etc. Mais elle est souvent nuisible lorsqu'on l'applique aux sujets chlorotiques, anémiques, scrofuleux, névropathiques, etc.

Priesnitz oublie ou ignore les préceptes les plus vulgaires de l'hygiène (1). »

Bien avant Fleury, Londe avait déjà dit : « Prise à dose immodérée dans le cours de la digestion, l'eau rend celle-ci lente et pénible, en diminuant l'excitation dont l'estomac doit être le siège pour l'accomplissement régulier de la fonction. Cet effet est d'autant plus marqué que l'individu a l'estomac moins vigoureux et moins capable de réaction. C'est surtout chez les personnes habituées aux toniques que l'eau prise immodérément produit ces effets ; elle détermine même quelquefois le vomissement et la diarrhée ; si l'estomac est vide, elle a l'inconvénient d'affaiblir les forces digestives, soit qu'elle délaye outre mesure le suc gastrique, soit qu'elle maintienne l'estomac au-dessous de l'excitation qui lui est nécessaire (2). »

C'est pour éviter tous ces inconvénients que je prescris à la plupart de mes malades l'usage modéré d'un vin généreux ; et l'on comprendra son utilité si l'on fait réflexion que les liqueurs fermentées contiennent beaucoup de carbone et que le carbone est indispensable pour fournir à la combustion de l'oxygène, et par conséquent à la production de la chaleur animale. Voilà pourquoi l'usage du vin concourt puissamment à la guérison de leurs maladies.

Avant de terminer ce qui a rapport au régime,

1. Duval n'est pas de cet avis. Il défend le vin dans toute affection nerveuse et particulièrement dans la chlorose. « Le vin, dit-il, n'est jamais utile dans cette maladie et l'eau l'est presque toujours. » Si notre distingué confrère entend par là le vin pur, nous partageons son opinion, mais non si mêlé avec 2/3 d'eau.

2. *Nouv. élém. d'hygiène*, t. II, p. 230, 231. Paris, 1847.

une question : Quelle est la température des aliments la plus convenable aux malades soumis à l'hydrothérapie ? Faut-il user d'un régime froid ou d'un régime chaud ? Suivant Fleury, le régime froid ne doit être ni érigé en règle générale, ni complètement abandonné.

Nick a établi qu'après un dîner froid l'accélération du pouls est plus tardive, moins considérable et d'une durée plus courte (1).

Fleury dit avoir prescrit avec succès le régime froid à des malades chez lesquels les repas étaient suivis d'un accès de fièvre ou d'un redoublement fébrile, et à d'autres dont les digestions étaient pénibles, laborieuses et douloureuses.

Je crois qu'il serait également utile aux personnes atteintes de gastralgie.

DE L'EXERCICE

Tout le monde connaît l'heureuse influence de l'exercice musculaire sur la nutrition et le développement de nos organes. *Otium hebetat, labor firmat*, a dit Celse (2).

1. *Des conditions qui font changer la fréquence du pouls dans l'état de santé* (Archiv. génér. de méd., t. XXVI, p. 112, 1831).

2. Les anciens avaient parfaitement compris cette influence. Aussi les exercices du corps étaient-ils en grand honneur chez eux ; mais, de nos jours, l'Angleterre est la seule nation chez laquelle toutes les parties de la gymnastique soient encore en vigueur; elles font partie intégrante de l'éducation publique. La boxe, en effet, l'équitation, la course, le jeu de paume, le tir à l'arc, la natation, la chasse, la joute sur l'eau, etc., ont chez nos voisins des champions et des héros.

L'exercice est nécessaire au succès du traitement par l'eau avant et après chaque séance hydrothérapique : avant, pour élever la chaleur du corps et déterminer un afflux de sang à la peau ; après, pour entretenir la réaction qui, sans cela, ne tarderait pas à tomber. On a vu des accidents fâcheux survenir chez des personnes qui avaient négligé de se promener après la douche ou seulement après avoir bu plusieurs verres d'eau à des intervalles rapprochés.

Par l'exercice, la circulation capillaire générale, la digestion, l'absorption, l'assimilation, les sécrétions, toutes les fonctions, en un mot, acquièrent une plus grande énergie, et la calorification se trouve par là accrue d'autant.

A l'exercice on doit joindre les distractions de toute sorte, car les malades qui viennent demander guérison et santé à l'hydrothérapie sont tous atteints de maladies chroniques et particulièrement d'affections nerveuses, et sont par conséquent en proie à des

Les écoles d'Eton, de Winchester, d'Harrow, de Westminster ont leurs lauréats en gymnastique comme leurs lauréats en grec et en latin.

De temps immorial, pendant les vacances, ont lieu à Londres de grandes luttes publiques au jeu du *cricket* entre les écoliers d'Eton et d'Harrow et des joutes sur la Tamise entre les écoliers d'Eton et de Westminster. Et c'est là un grand bienfait, car il n'y a rien de plus utile pour l'organisme humain que l'établissement de l'équilibre entre les exercices de l'intelligence et ceux du corps. Il résulte, en effet, d'une enquête que les élèves qui ne passent chaque jour que quelques heures dans les classes sont plus intelligents et font des progrès plus rapides que ceux qui pâlissent toute la journée sur les livres.

On a établi que les forces produites par ce système de diversion équivalent pour le travail à un accroissement d'un cinquième de la population britannique.

préoccupations tristes et dépressives : de là le retrait de la vitalité de la périphérie vers le centre, l'alanguissement des fonctions de la peau, etc. Il importe donc de ramener le calme dans leur espritet la tranquillité dans leur âme, si vous voulez les préparer à réagir convenablement contre l'application du froid.

Du reste, tous les malades ne peuvent pas se livrer à l'exercice : tels sont les sujets atteints de douleurs articulaires, de déplacements graves de l'utérus, de paraplégie, etc., et ici il faut absolument le remplacer par des affections gaies et expansives, afin de disposer la peau à reprendre ses fonctions : *Nihil magis reddit liberam perspirationem quam animi consolatio*, a dit Sanctorius. Ajoutez-y les frictions prolongées avec des moufles en laine, le massage, la percussion avant et après les exercices hydrothérapiques, et vos efforts seront souvent couronnés de succès.

Mais, pour obtenir cet heureux résultat, il est nécessaire que les malades vivent dans les établissements spéciaux : c'est le seul moyen de les arracher aux préoccupations et aux soucis sans nombre causés par les affaires de la vie, qui sont souvent une des causes de leurs maladies et s'opposent à une bonne réaction contre l'application de l'eau froide. Si vous ajoutez à cela l'oubli des préceptes de l'hygiène de la part des malades externes, préceptes qu'il est impossible de suivre complètement hors d'une maison de santé où tout concourt à ce but, la négligence et les irrégularités nombreuses dans le traitement, vous comprendrez aisément pourquoi les efforts de l'art demeurent si souvent stériles chez les malades externes, ou qui font de l'hydrothérapie à domicile.

On ne saurait donc trop leur conseiller de rester à demeure dans les établissements. L'expérience a appris qu'en y entrant, ils laissent à la porte toutes leurs préoccupations et tous leurs soucis, ils vivent d'une vie nouvelle souvent contraire à la vie adoptée jusqu'alors, et, les distractions et l'exercice aidant, ils ne tardent pas, sous l'influence bienfaisante du traitement, à récupérer la santé qu'ils avaient perdue.

C'est à la campagne, au milieu des bois et des montagnes, où l'air est plus pur, que l'exercice est surtout utile aux malades. Aussi, dans la fondation d'un établissement hydrothérapique, doit-on avoir soin de choisir un emplacement convenable réunissant toutes ces conditions.

On aura soin d'éviter surtout les bords des rivières dont le cours est lent, à cause de l'humidité qui s'en dégage.

La beauté des sites, les accidents de terrain, la bonne qualité des eaux, la fraîcheur des bois, la pureté de l'air, sont des éléments très utiles qu'il importe de ne pas négliger. Une nature gaie et riante ouvre, en effet, l'âme à des émotions douces et agréables, et nous dispose singulièrement à la joie et à l'espérance. Un terrain accidenté, des chemins escarpés forcent les malades à une plus grande action musculaire, et fournissent des eaux fraîches et d'une chute élevée. La fraîcheur des eaux sollicite vivement la force vitale et appelle une prompte réaction (1) ; la

1. L'eau ne doit cependant pas être trop froide ; au-dessous de 9 à 12° par exemple, autrement elle pourrait donner lieu à

pureté de l'air enfin vivifie le sang et fortifie nos organes.

DES INDICATIONS ET CONTRE-INDICATIONS

Il ne faut pas croire, messieurs, que, l'hydrothérapie convient à toutes les maladies, qu'elle est une panacée universelle ; ce serait s'exposer à de graves mécomptes.

Non est in medico semper relevetur ut æger;
Interdum docta plus valet arte malum.

(OVIDE.)

Nous avons vu, en effet, que l'application du froid à l'économie agit puissamment sur la calorification et influe de la sorte sur toutes les fonctions, et particulièrement, notez bien ceci, sur les appareils de la respiration et de la circulation auxquels elle imprime un surcroît d'activité. Il importe donc que ces deux appareils soient dans des conditions anatomiques normales ; car, dans le cas contraire, c'est-à-dire s'ils présentaient des lésions organiques, l'activité à laquelle les appelle l'application du froid leur deviendrait funeste. Vous le savez, messieurs, le repos relatif ou absolu de l'organe malade est une condition indispensable à sa guérison.

Voilà déjà deux grandes classes de maladies aux-

des accidents. Nous avons vu que Baldou a essayé de faire boire à ses malades de l'eau à + 3° 3/4, et que la plupart d'entre eux n'ont pu la tolérer. Une eau de + 10° à 15° est sans contredit la plus favorable aux usages hydrothérapiques. C'est la température des eaux de source. Une eau plus froide est une exception dans la nature, et partant elle ne saurait être utile que dans des cas exceptionnels.

quelles l'hydrothérapie est contraire : ce sont les affections organiques du cœur, les anévrismes, les athéromes artériels et les lésions matérielles des poumons, comme la phthisie, par exemple (1).

Mais lorsque ces organes ne présentent point de désordres matériels, s'ils ne sont que le siège d'une lésion fonctionnelle, ou d'une phlogose superficielle (bronchites chroniques, névroses cardio-pulmonaires, asthme nerveux, dyspnée essentielle, palpitations nerveuses, congestions sanguines chroniques du cœur ou des poumons, etc.), oh ! alors vous pouvez recourir sans crainte aux agents hydriatiques ; maniés avec prudence, ils seront souvent couronnés de succès.

L'hydrothérapie est impuissante dans les affections nerveuses qui dépendent d'une lésion organique des centres nerveux, comme les paralysies symptomatiques proprement dites. J'en excepte l'ataxie locomotrice qu'elle modifie avantageusement.

1. Cependant Fleury croit « que l'hydrotherapie, par son action revulsive, tonique, reconstituante, peut non seulement prevenir les tubercules, mais être fort utile dans les cas de phthisie confirmee, en combattant la congestion pulmonaire, en modifiant le sang, en maintenant l'integrite des fonctions digestives, en prevenant les sueurs, la diarrhee, la fièvre, en localisant la maladie, en donnant, en un mot, à l'economie la puissance nécessaire pour resister à la lesion du poumon et attendre la cicatrisation des cavernes, si celle-ci doit s'opérer ».

Quant aux affections organiques du cœur, non seulement l'hydrotherapie ne les aggrave pas, dit Duval, mais elle peut être souvent utile, et il cite, à l'appui de son dire, quatre observations de Becquerel et une de Bouillaud. Peter la conseille avec avantage dans les trois premières phases des maladies valvulaires et dans la phase cachectique. En verite, je n'oserais imiter la pratique du savant clinicien.

Elle échouerait de même dans le cancer (1), ainsi que dans toutes les dégénérescences des tissus, dans les hydropisies symptomatiques, chez les sujets enfin dont l'organisme est épuisé par de longues souffrances au point de ne pouvoir plus réagir convenablement contre l'application de l'eau froide.

L'épilepsie peut-elle être modifiée avantageusement par l'hydrothérapie ! Je le crois. Je n'ose pas dire que l'hydrothérapie guérit cette terrible affection; non, mais toujours est-il qu'elle a été améliorée d'une manière très notable chez un enfant de huit à dix ans que j'ai soumis pendant longtemps à des affusions froides. Les attaques sont devenues et

1. Dans le cancer, l'hydrothérapie rend cependant de grands services comme méthode reconstituante : elle modifie profondément la constitution, combat efficacement la diathèse, et prépare ainsi les malades au succès de l'opération. Elle est encore d'une grande utilité après l'extirpation de la tumeur maligne; mais pour que ce moyen soit efficace dans ce cas, il faut, suivant le professeur Bonnet (de Lyon), qu'il ait déjà été employé avant.

Voici les conclusions du mémoire de Bonnet sur les *moyens de prévenir la récidive du cancer du sein après son extirpation :*

1° Le traitement hydrothérapique à lui seul est impuissant à guérir et même à améliorer notablement les tumeurs cancéreuses du sein;

2° L'opération sans préparation ne tarde pas à être suivie de la récidive, et cette récidive n'est pas moins à craindre lorsque l'on s'est contenté d'un traitement général de quelques semaines seulement;

3° Lorsque la tumeur du sein se complique de glandes sous l'aisselle, l'association d'un traitement général complet et d'une opération est encore impuissante à prévenir la récidive;

4° Cette combinaison peut produire une guérison définitive, si la tumeur n'est pas ulcérée et ne s'étend pas au delà du sein. (*Gaz. méd. de Lyon*, n^os des 15 et 31 janvier 1857.)

moins fortes et plus éloignées ; elles ont même manqué pendant un an. Il est vrai de dire que chez ce sujet j'avais combiné avec l'eau froide les préparations de belladone et particulièrement le valérianate d'atropine (1).

Lubanski, Bottentuit, Baldou, Becquerel, Delasiauve et Duval, rapportent plusieurs observations d'épilepsie datant de deux mois à un an, guéris par un traitement hydrothérapique dont la durée a été de deux à sept mois.

Quant à mon malade, j'ai appris dernièrement qu'il a repris ses attaques.

J'en dirai autant de la goutte. Je ne crois pas que cette maladie soit susceptible de guérison par nos moyens actuels, mais elle est certes favorablement modifiée par l'hydrothérapie, surtout lorsqu'on la combine avec les bains de vapeur térébenthinée.

J'ai obtenu par ce moyen (bains térébenthinés suivis de la piscine ou de la douche froide), une très grande amélioration chez plusieurs goutteux.

Ici on insistera sur les transpirations et les boissons abondantes, afin d'activer d'une part la sécrétion cutanée et de favoriser d'autre part la dissolution de l'acide urique dont l'économie est saturée. L'eau pure pourrait être ici avantageusement remplacée en boisson par l'eau de Vichy, de Vals, ou le bicarbonate de soude en solution dans l'eau.

Enfin, l'hydrothérapie ne pourrait-elle pas être

1. J'ai obtenu plusieurs guérisons d'épilepsie par l'atropine seule longtemps continuée. Le bromure de potassium ou de sodium est depuis quelques années préféré avec raison à tout autre remède contre cette affreuse maladie.

utilisée contre le diabète sucré? Vous savez, messieurs, que l'hydrothérapie active singulièrement toutes les fonctions, et que le résultat final de cette activité est une plus grande consommation des matières carbonées de nos tissus. Or, le besoin de fournir du carbone à la saturation de l'oxygène pourrait bien avoir pour résultat, comme le dit Lubanski, d'empêcher la formation du sucre, ou de mettre au profit de la combustion celui qui est formé, puisque le sucre n'est en grande partie qu'un composé d'hydrogène et de carbone. Un succès obtenu par un de nos honorables confrères et relaté par la *Gazette médicale de Lyon* pourrait peut-être être compris de cette façon (1).

Passons maintenant aux maladies dans lesquelles l'hydrothérapie est particulièrement indiquée.

Vous savez, messieurs, que la perturbation ou la diminution des fonctions de la peau est l'origine de la plupart de nos maladies. Cette notion étiologique est de la plus haute importance en médecine, elle nous met sur la voie des indications thérapeutiques. Boerhaave a dit : *Si medicus methodum teneret quo stabilem perspirationem servaret, nosceret arcanum, quo omnes morbos et chronicos et inflammatorios sanaret.*

Lorsque cette perturbation se fait d'une manière brusque et rapide (refroidissement subit, coup de

1. Lubanski. *Examen physiol. de l'Hydrothérapie*, Bottentuit, Becquerel, Duval citent plusieurs cas d'épilepsie guéris par l'hydrothérapie. D'ailleurs, Tissot conseillait déjà les bains froids dans cette terrible maladie.

froid), le corps étant échauffé, elle donne naissance à des maladies aiguës, telles que la pneumonie, la pleurésie, la bronchite, l'angine, le coryza, l'ophtalmie, le rhumatisme articulaire aigu, etc.

Lorsque, par contre, elle se fait d'une manière lente et successive, elle donne naissance à des maladies chroniques, telles que les tubercules, les affections catarrhales chroniques, les rhumatismes chroniques, l'albuminerie, le diabète, etc., etc. Becquerel a obtenu plus de vingt guérisons de maladies de Bright aiguës sans récidive et des améliorations sensibles dans la maladie chronique, et Duval rapporte un cas remarquable d'albuminerie aiguë, guérie dans son établissement.

Les sujets atteints de maladies aiguës ne viennent jamais dans les établissements hydrothérapiques pour s'y faire soigner, de sorte que mon expérience personnelle me fait ici défaut. Mais, suivant Scoutetten, l'hydrothérapie est parfaitement applicable aux maladies inflammatoires aiguës. C'est ainsi que les angines, les érysipèles simples ou phlegmoneux, les ophtalmies, les contusions et leurs suites, les entorses, les fractures compliquées, les rhumatismes aigus, etc., guérissent très bien par l'eau froide (1).

Dans la pneumonie et la pleurésie aiguës, dans les congestions cérébrales, les hépatites, dans toutes

1. J'ai traité dernièrement avec succès six cas de rhumatisme articulaire aigu par l'enveloppement dans le drap mouillé suivi de lotions froides. La durée de l'enveloppement a été ici de trois heures environ. La guerison fut obtenue chez deux sujets après trois maillots, chez le troisième après huit, chez le quatrième après dix, et chez les deux derniers après treize.

les inflammations intenses, il importe, suivant Scoutetten, de désemplir les vaisseaux par une ou plusieurs saignées abondantes avant de recourir à l'hydrothérapie.

Les *Archives de médecine* ont fait connaître un cas de péritonite puerpérale traité avec succès par l'eau glacée à l'intérieur et la glace sur le ventre. La maladie fut jugée en quelques jours.

L'hydrothérapie conviendrait encore dans les accidents inflammatoires de cause miasmatique, telle que la dysenterie, la fièvre typhoïde, la fièvre jaune et les fièvres éruptives. etc., lorsque la peau est sèche et ardente. le pouls dur et résistant. la face injectée.

Dans les maladies aiguës, on a généralement recours à l'enveloppement dans le drap mouillé qu'on remplace quelquefois, à mesure qu'il s'échauffe, par un autre drap également humide ; on fait en même temps boire au malade de l'eau fraîche par gorgées souvent renouvelées.

Tel est le procédé usité dans les maladies aiguës ; mais il est plus que probable qu'il ne sera jamais adopté contre la plupart d'entre elles. Et d'abord, pourquoi soumettre à un pareil traitement des affections légères, telles que le coryza, l'angine, les rhumes, etc., puisqu'elles guérissent spontanément au bout de quelques jours, ou sous l'influence du régime et de quelques médicaments appropriés?

Quant aux maladies aiguës graves, j'avoue que je n'aurai jamais le courage de les traiter de la sorte. Je préfère ici de beaucoup la méthode ancienne, qui est presque toujours couronnée de succès. J'en excepte toutefois le rhumatisme articulaire aigu et la fièvre typhoïde au début surtout, lorsque la peau est brûlante, la soif vive, le pouls précipité, etc. L'enveloppement humide produit aussitôt, dans ces cas, un sentiment de bien-être ineffable. Quelques lavements frais, de l'eau fraîche pour boisson, des compresses humides sur le ventre, complètent le traitement qui est, dans l'espèce, d'une efficacité vraiment remarquable (1).

J'en excepte encore les fièvres cérébrales, dans lesquelles les compresses froides, ou mieux encore les irrigations continues sur la tête, sont parfaitement indiquées.

Enfin, j'en excepte également les fièvres exanthématiques, mais seulement dans certains cas extrêmes, lorsqu'il y a asthénie, que l'éruption languit ou se fait d'une manière incomplète ou anormale, et que la vie du malade est en danger et la thérapeutique ordinaire impuissante. Dans ces cas, c'est pour exciter la réaction et réaliser de la part de l'économie un effort qui élève sa puissance, améliore les conditions morbides dans l'ensemble du système.

Je me hâte de passer aux maladies chroniques, où gît vraiment le triomphe de l'hydrothérapie. Ici, en effet, il ne s'agit plus de diminuer la vitalité des tissus malades, comme dans les maladies aiguës, mais bien au contraire de provoquer une excitation temporaire qu'il faudra ensuite utiliser. Je vous citerai particulièrement les affections chroniques du tube digestif, telles que les gastralgies, les dyspep-

1. J'ai préconisé cette méthode contre la fièvre typhoïde bien avant que la méthode de Brandt, aujourd'hui en vigueur, fût connue. (Dans la 1re édition de cet ouvrage.)

sies, les digestions lentes et laborieuses, la constipation, les diarrhées et les dysenteries, les gastrites et les gastro-entérites chroniques, les hémorrhoïdes, les engorgements glandulaires, ceux du foie, de la rate, les congestions sanguines chroniques de ces mêmes organes, ainsi que celles de la moelle, du cœur et des poumons, la maladie de Graves (goître exophtalmique), l'impuissance, les pollutions nocturnes et diurnes involontaires (1), les cystites chroniques, l'incontinence d'urine par atonie, les hémorrhagies passives, la leucorrhée, la dysménorrhée et l'aménorrhée, l'hypéresthésie utéro-vulvaire, les scrofules, la syphilis, les dartres, le scorbut, les fièvres intermittentes invétérées et rebelles au quinquina, la sciatique et les névralgies de toute sorte, l'hystérie, la chorée, l'hypocondrie, le spleen, la lypémanie, la folie (2), et en un mot toutes les névroses et toutes les névropathies générales, les paralysies nerveuses ou réflexes et les vomissements opiniâtres.

Il faut en dire autant des tumeurs blanches, des fausses ankyloses et des ulcères atoniques.

L'hydrothérapie est encore utile contre la gravelle: sans doute parce qu'elle détruit la faiblesse et repare les fonctions nutritives dégradées par des habitudes

1. Dans les pollutions diurnes, les stimulants directs de la peau (bains aromatiques) valent mieux, suivant Lallemand, que l'eau froide, car ce n'est pas seulement la faiblesse excessive qui contre-indique le froid ; c'est l'irritation et la susceptibilite des organes genitaux.

2. Leuret, à Bicêtre, administrait à presque tous ses fous la douche ou les affusions froides, comme moyen d'intimidation. Mais je crois que les effets dynamiques provoqués par le froid n'étaient pas etrangers aux bons resultats qu'il en obtenait.

sédentaires et une susceptibilité nerveuse que l'influence du froid aura également dissipée. La peau et les reins sont d'ailleurs solidairement unis. Ajoutez qu'un bain froid suffisamment prolongé est sédatif et prépare par là l'expulsion d'un gravier dont la présence dans l'urèthre est une cause de spasme et de douleur (RIBES).

L'apoplexie, mais après la cicatrisation des foyers, est également justifiable de l'eau froide.

Dans les affections de l'utérus, en général, — l'hypertrophie du col, les métrites chroniques et en particulier les déplacements, et les ulcérations de cet organe, — il n'est point de traitement plus efficace que l'hydrothérapie. « Associé au séjour « à la campagne, dans un de ces sites délicieux qui « ont été merveilleusement choisis, tant en France « qu'à l'étranger, pour la construction de grands « établissements destinés à son exploitation, l'hydro- « thérapie bien dirigée me paraît appelée à de « grands succès dans le traitement des cas les plus « rebelles, et paraissant les plus désespérés, des affec- « tions utérines (1) »; et si les guérisons ne sont pas plus fréquentes et plus nombreuses, c'est aux malades qu'il faut s'en prendre, aux malades qui n'ont pas la patience de continuer le traitement autant de temps qu'il le faudrait. Chose étrange ! on voudrait en quelques semaines être guéri d'une maladie rebelle qui date souvent de plusieurs années.

Dans plusieurs maladies, il est utile et souvent in-

1. Aran. *Leçons cliniques sur les malad. de l'utérus et de ses annexes*. Paris, chez Labé, 1856.

dispensable d'allier à l'hydrothérapie l'usage de certains médicaments, et on obtient de la sorte des succès éclatants là où l'hydrothérapie et les médicaments employés isolément auraient échoué. C'est ainsi que dans la chlorose, les scrofules, la syphilis, les dartres, le scorbut, la goutte, les rhumatismes, etc., etc., on peut associer avec bonheur à l'eau froide le fer, les iodiques, les mercuriaux, les préparations arsenicales, les acides, les alcalins, les préparations de colchique, l'antipyrine, le salicylate de soude et de lithine, les eaux minérales en boissons, etc., etc.

On a préconisé aussi l'hydrothérapie dans certaines fistules urinaires consécutives à des rétrécissements de l'urètre. Hallemann affirme avoir obtenu nombre de fois, par l'hydrothérapie, la cicatrisation du tissu fistuleux. Constantin James a été témoin de deux guérisons semblables. Le traitement avait consisté en boissons abondantes, en transpirations et en compresses stimulantes appliquées sur l'ouverture anormale.

On comprend qu'il soit possible d'amener ainsi l'oblitération de la fistule, en faisant résoudre les callosités qui tapissaient ses parois et ses orifices ; mais on explique moins bien, comme le dit C. James, la disparition du rétrécissement. Il faut admettre qu'il consistait également en une sorte de boursouflement fongueux de la muqueuse et non en une altération organique de l'urètre, sans quoi la médication eût échoué.

Avant de terminer, une question importante : L'hydrothérapie doit-elle être continuée pendant la menstruation ? Je n'ignore point que la plupart des médecins hydropathes ne tiennent aucun compte de cette fonction ; je crois cependant qu'il est important de la respecter et qu'il est prudent de suspendre toute espèce de traitement pendant sa durée, surtout si la réaction est lente et difficile à s'opérer. Je connais une dame chez laquelle les règles ont été brusquement supprimées par la douche ou l'immersion dans la piscine, il y a de cela cinq ou six ans, et depuis elles n'ont plus reparu. Cette femme présente tous les phénomènes de la chloro-anémie ; elle a fait usage, mais inutilement, des préparations ferrugineuses et de tout ce qu'on a coutume de prescrire en pareil cas.

Aran partage entièrement mon avis. Il a vu les règles s'arrêter sous l'eau froide pour ne plus revenir, non seulement jusqu'à l'époque prochaine, mais même pendant plusieurs mois. Il a vu une dame, dont les règles parurent pendant qu'elle était dans un bain de siège à eau courante, être prise d'abord d'étouffements, puis d'accidents nerveux hystériformes qui l'ont beaucoup effrayée, et qui n'ont pas laissé sans inquiétude le médecin lui-même, d'autant plus que les règles ont été suspendues et n'ont pas reparu à la sortie du bain.

Ces exemples ne doivent pas être perdus pour la science. Mieux vaut assurément suspendre le traitement pendant quelques jours, ce qui, du reste, n'a aucun inconvénient, que de courir le risque de nuire à ses malades.

L'hydrothérapie, ce me semble, doit être également proscrite dans l'état de grossesse. Je connais deux femmes qui ont avorté, l'une à six semaines et l'autre à deux mois environ, pendant la cure hydrothérapique.

Enfin, quelle doit être la durée du traitement hydrothérapique? Vous comprenez très bien, Messieurs, qu'elle doit varier nécessairement suivant la maladie et les individus; mais elle doit être, comme le dit Fleury, de plusieurs mois au minimum et souvent de plusieurs années. « La nécessité de cette longue durée, ajoute Fleury, est malheureusement trop méconnue par les malades qui, atteints depuis longtemps, souvent depuis six, huit, dix, quinze ans, d'une affection chronique qui a résisté à toutes les ressources de la thérapeutique, s'imaginent que l'hydrothérapie doit les guérir en quelques jours ou tout au plus en quelques semaines, sans vouloir comprendre qu'on n'a point affaire ici à un embarras gastrique que fait disparaître l'administration d'un vomitif, mais, d'une part, à une maladie ordinairement fort ancienne, chronique ou bien générale, constitutionnelle, ayant profondément altéré toutes les fonctions de l'économie; et, d'autre part, à un modificateur qui, par sa nature même, ne peut devenir efficace qu'à la condition d'une action longtemps continuée (1). »

Seulement, ajoutons-nous, il est nécessaire, dans ce cas, de se reposer de temps à autre quand le malade se sent énervé ou excité.

Ici, Messieurs, se terminent mes leçons sur l'hydrothérapie. Je m'estimerai assez récompensé de mes

1. *Loc. cit.*, p. 86.

fatigues, si je suis parvenu à vous faire partager ma conviction sur cette puissante médication, à vous décider à l'essayer dans votre pratique, et à la populariser de plus en plus dans l'intérêt des malades.

Veuillez, en attendant, agréer mes remercîments pour la bienveillante attention dont vous n'avez cessé de m'honorer dans le cours de ces leçons.

APPENDICE

INSTRUCTION SUR LES BAINS DE MER

Guide pratique des baigneurs.

A notre époque, les bains de mer occupent une place qui, grâce à la facilité des communications, devient chaque année plus importante, et c'est là un immense bienfait, car la mer, cette grande nourricière, comme l'appelle Michelet, est le spécifique de la cachexie urbaine qu'engendre le séjour des grandes villes, à savoir : l'épuisement, la chlorose, l'anémie, la scrofule, le rachitisme, le lymphatisme, les névroses, etc.

Mais, malheureusement, les bains de mer sont, en général, pris sans règle et sans discernement.

De là des effets souvent nuls, parfois nuisibles ou même redoutables, qu'on observe à la suite d'une saison balnéaire à la mer.

Je crois donc faire chose utile en traçant ici, d'une manière claire et précise, les préceptes qu'il importe absolument de suivre pour retirer des bains de mer tous les avantages, tous les bienfaits qu'on a le droit d'en attendre, soit sous l'aspect hygiénique, soit sous l'aspect thérapeutique.

C'est, par conséquent, un guide pratique d'une réelle utilité qui s'adresse aux personnes qui se proposent d'aller à la mer, soit pour combattre une maladie dont elles sont atteintes, soit dans un but simplement hygiénique.

Nous allons donc établir :

1° Les propriétés spéciales de l'eau de mer et de l'atmosphère maritime;

2° Les conditions pratiques de l'administration de l'hydrothérapie marine;

3° Les principales affections de l'organisme auxquelles doit s'appliquer la cure hygiénique, prophylactique et médicale de cet ensemble de moyens.

I

PROPRIÉTÉS SPÉCIALES DE L'EAU DE MER ET DE L'ATMOSPHÈRE MARITIME

L'eau de mer est la plus minéralisée des eaux, car elle tient en dissolution tous les principes solubles qui existent sur terre et constitue ainsi le type des eaux chlorurées sodiques fortes. Aussi son action sur l'organisme est-elle beaucoup plus énergique et plus multiple que celle de l'eau douce, car elle résulte tout à la fois et de sa composition chimique et de sa température et, peut-être aussi, de ses propriétés électro-magnétiques qui ajoutent singulièrement à l'action du froid.

Sa température se rapproche de celle de l'air, seulement, comme le fait observer le docteur Morin. « elle subit à sa surface l'influence des modificateurs extérieurs ». De là sa température variable. tandis que celle des couches profondes ne change pas. En général. à l'ombre et à l'heure de midi, elle est au-dessus de l'air, elle est plus élevée à minuit et fait équilibre à celle de l'air le matin et le soir.

Sur la plage de Nice la mer, en hiver, est généralement plus chaude que l'air, au printemps et en automne elle est *souvent* un peu moins chaude, *quelquefois* aussi chaude, *rarement* plus chaude que l'air. En été, elle est, la *plupart du temps*, moins chaude que l'air d'une manière sensible (de 2° à 5°) ; mais il arrive encore quelquefois que sa température est égale et même supérieure à celle de l'air quand le temps est couvert, ou quand il règne depuis peu un vent relativement froid.

Ce que je viens de dire se rapporte uniquement au milieu du jour. Il n'en est plus de même le matin et le soir. Ainsi avant le lever et après le coucher du soleil, la mer est en général plus chaude que l'air en *toute saison*, parce que le refroidissement de ses eaux est beaucoup plus lent que celui de la couche d'air qui lui est superposée (J. Teysseire).

Sur la plage du Croisic (Bretagne), pendant la saison d'été, j'ai assez souvent trouvé la température de la mer, prise à huit heures du matin et à deux heures du soir, plus élevée que celle de l'air. Il est à noter que cette température est plus élevée d'un degré sur les bords du rivage qu'à une distance de 8 mètres. Cette différence encore appréciable à une distance de 20 mètres, cesse de l'être à un éloignement plus grand.

La pesanteur spécifique de l'eau de mer est considérable; elle est à celle de l'eau : : 0,289 : 100. — Sa densité est également très grande. Aussi les baigneurs s'aperçoivent-ils qu'elle les soutient bien plus que l'eau des lacs ou des rivières. Cette pesanteur et cette densité de l'eau de mer dépendent de la grande quantité des principes fixes qu'elle tient en dissolution.

D'après M. Laurent, un litre d'eau de la Méditerranée renferme :

Acide carbonique.	1,220
Chlorure de sodium	27,226
Chlorure de magnésium.	6,140
Sulfate de chaux.	0,020
Sulfate de magnésie.	7,720
Carbonate de magnésie et de chaux.	0,200
	42,526

Outre ces principes fixes on trouve, à l'état de combinaison, de l'ammoniaque (Marcet), de la potasse (Laurent), de l'iode (Kirugger), du fer et du manganèse, des borates, de la silice, de l'argent, du cuivre (dans les animaux et les végétaux marins), du zinc, du cobalt, du nickel, de l'alumine et de la barite, du brôme (Balard).

Elle contient enfin une matière limoneuse phosphorescente, grasse au toucher dont l'analyse n'a pu saisir la nature, mais qui doit être très complexe à en juger par la quantité prodigieuse d'êtres organisés qui naissent, vivent, meurent et se décomposent dans ce milieu.

L'eau de l'Océan est moins dense que celle de la Méditerranée, car elle contient moins de principes fixes, comme il résulte de l'analyse faite par M. Boisrobert, pharmacien au Croisic.

En effet, un litre d'eau prise à la plage de cette ville, contient :

Chlorure de sodium.	26,348
Chlorure de magnésium.	4,345
Bromure de sodium.	0,502
Sulfate de potasse.	1.340
Sulfate de chaux	0,728
Sulfate de magnésie.	1,102
	35,365

Quant aux gaz, voici les résultats obtenus, en ma présence, par M. Joliet, préparateur du professeur Paul Bert au Collège de France. Un litre d'eau de mer de la plage du Croisic contient en volume :

Acide carbonique.	de 80,6 à 80,8
Oxygène	de 4,7 à 6,8
Azote.	de 10,6 à 10,8

C'est évidemment à tous ces principes que l'eau de mer doit sa puissance curative, ses propriétés toniques et reconstituantes.

Comme l'a démontré mon ancien collègue et ami Chatin, de l'Institut, il se dégage constamment de la surface de la mer, non seulement de l'iode, mais encore du brôme et peut-être du chlore. De là l'iodisme qu'on observe quelquefois chez certains sujets au bord de la mer. Une autre cause non moins puissante, c'est l'introduction dans l'économie d'une quantité considérable de sel marin respiré avec la poussière d'eau qui s'échappe de la surface toujours mouvementée de la mer, surtout lorsque les vagues sont agitées par le vent. Les marins connaissent parfaitement cette salure de l'air que la brise leur souffle au visage par certains temps.

Le docteur Dutrouleau a calculé la proportion de sel marin qui pénètre dans l'organisme par les voies respiratoires, et il a démontré par l'analyse des urines, que l'inhalation par le séjour prolongé au bord de la mer et par des promenades en bateaux, introduisait jusqu'à 7,80 de chlorure de sodium par litre d'urine rendue.

Le docteur Gillebert-Dhercourt a prouvé, en outre, qu'on retrouvait du sel marin à des hauteurs et à des distances considérables dans l'atmosphère maritime.

Il était donc naturel de chercher à utiliser ces propriétés en thérapeutique pour la cure des maladies, et l'expérience a démontré que dans certaines affections chroniques des poumons, l'air de la mer seul a suffi pour ramener des malades à la santé. Aussi le docteur Brochard n'hésite-t-il pas à déclarer que l'action spéciale qu'exerce sur la muqueuse bronchique l'atmosphère réparatrice de l'Océan, place la médication maritime bien au-dessus de l'hydrothérapie ordinaire, laquelle ne saurait avoir qu'une action secondaire sur cette muqueuse.

Laënnec et Delpech ont vu plusieurs phthisiques dont la vie s'est prolongée jusqu'à un âge fort avancé, pour avoir été se fixer simplement sur le bord de la mer et respirer l'air salin.

La mer crée donc autour d'elle une atmosphère spéciale dont la pureté est plus grande, la lumière plus intense, la densité plus considérable, et, partant l'oxygénation plus forte que celle de l'intérieur des terres. Elle est, en outre, sans cesse renouvelée par les alternances régulières des brises de terre et de mer, par les courants marins et les phénomènes météorologiques qui s'y produisent sans cesse.

Ce n'est pas tout : l'air de la mer a une propriété qu'il partage avec l'air des montagnes : c'est sa richesse en ozone. L'ozone détermine l'oxydation rapide des substances organiques, favorise la nutrition et toutes les fonctions vitales, enfin la faible proportion des poussières organiques est aussi l'un des éléments hygiéniques de l'air marin.

On peut donc conclure, d'une manière générale, que ce qui caractérise les stations maritimes, c'est la grande quantité d'ozone et de vapeur aqueuse contenue dans l'air, la tendance des températures à s'égaliser et l'absence de particules organiques.

Si l'on songe enfin aux particules salines, aux principes bromurés et iodurés dont est chargé l'air de la mer, à sa pression constamment plus forte, à ses oscillations barométriques, thermométriques et hygrométriques à amplitude minime, on comprendra l'action salutaire, reconstituante qu'il exerce sur les organismes débilités et les tempéraments viciés.

Mais il ne faudrait pas en conclure que l'air de la mer est une panacée à toutes les maladies et à toutes les constitutions. Il a, comme toutes les méthodes curatives, ses indications et ses contre-indications. Il est bon nombre de maladies, certaines affections pulmonaires particulièrement, où il serait beaucoup plus nuisible qu'utile.

J'ai déjà établi, il y a longtemps, cette distinction dans mon ouvrage sur *l'Influence médicatrice du climat de Nice*, où j'ai démontré que les sujets affectés de phthisie active ou éréthique, de bronchite sèche, d'asthme nerveux, avec une grande susceptibilité des voies aériennes, se trouvaient fort mal de leur séjour sur les plages liguriennes, et que, par contre, les malades affaiblis, atteints de phthisie passive ou apathique, d'épanchements pleurétiques, de catarrhe et d'asthme humide, en éprouvaient les meilleurs effets. C'est donc avec raison que mon ami le docteur P. de Pietra Santa dit, dans son *Traité rationnel de la phthisie*, que « l'activité, la puissance thérapeutiques de la brise marine est des plus incontestables, mais, comme une arme à deux tranchants, elle se montre nuisible ou efficace, selon qu'elle est appliquée mal à propos ou avec intelligence, car, souveraine pour les formes torpides, elle est désastreuse pour la forme éréthique ».

C'est pour ne pas avoir fait cette distinction que M. le Dr Rochart a nié, bien à tort, l'influence salutaire de la navigation sur la marche de la tuberculose en général.

II

CONDITIONS PRATIQUES DE L'ADMINISTRATION DES BAINS DE MER ET DE L'HYDROTHÉRAPIE MARINE

Lorsque la mer est indiquée, il faut avant tout faire un choix judicieux de la plage, car ce choix n'est pas indifférent, puisque de lui peut dépendre le succès ou l'insuccès de la cure. C'est donc à tort que Constantin James le laisse à la convenance des malades. On sait, en effet, que l'action physiologique et thérapeutique de l'hydrothérapie marine varie selon que l'eau est plus ou moins salée, plus ou moins froide, selon le climat de la contrée et l'air ambiant de chaque localité. De là, pour le médecin, la nécessité de tenir un compte rigoureux du tempérament, de la constitution, de l'idiosyncrasie du malade et de la nature des phénomènes que l'on se propose de combattre.

« Les maladies chroniques, comme l'observe le professeur Dumas, de Montpellier, qui se sont formées dans une contrée, peuvent trouver leur guérison dans une autre contrée et elles se dissipent en s'éloignant de l'air des lieux et des causes qui les y ont fait naître. »

Ainsi, lorsque les malades du centre de la France, par exemple, voudront tirer de l'emploi des bains de mer tous les avantages possibles, ils devront les prendre dans des conditions climatériques différentes de celles au milieu desquelles ils vivent habituellement. Ces malades devront donc aller demander aux plages tièdes et sablonneuses de l'Océan une chaleur bienfaisante qu'ils ne sauraient trouver sur les côtes froides et humides de la Manche (Brochard).

Ces conditions se trouvent réunies de la manière la plus heureuse dans la presqu'île du Croisic. Là l'eau de mer, d'une limpidité parfaite, est dans toute sa force, car aucun cours d'eau n'y vient mêler ses eaux et l'affaiblir, la Loire et la Vilaine se jetant à la mer à une distance de quinze à vingt kilomètres; le sol y est composé presque exclusivement de sable et de débris de coquillages; aucune colline, aucun coteau, aucun accident de terrain n'y arrêtent les courants atmosphériques qui renouvellent sans cesse l'air et le maintiennent dans un état de pureté parfait. La plage unie et légèrement inclinée, est largement ouverte aux brises de l'Océan. Du côté du continent, le terrain est occupé par des marais salants, et les espaces libres sont couverts d'innombrables cônes de sel très élevés, au point de ressembler à un campement arabe.

Ces marais sont assez éloignés de l'établissement hydrothérapique pour ne pas craindre les émanations qui s'en dégagent par certains temps.

Le climat y est délicieux et la température moyenne de l'été est de 18° centigrades environ, et pendant les jours les plus chauds, il est rare que le thermomètre marque plus de 25°. Le 22 juillet 1868, à deux heures de l'après-midi, cet instrument marquait à Lyon + 39°5, à Paris + 38°, et au Croisic, sur la plage de l'établissement, + 24°. — Le 15 juillet 1870, à la même heure, il marquait à Lyon + 40°, à Paris + 38°, et au Croisic + 22°

Les jours pluvieux y sont peu nombreux, de quinze à seize dans le courant de la saison estivale et encore il est très rare que la pluie se prolonge toute la journée.

La moyenne hygrométrique est de 77°.

Les constitutions faibles et délicates, les convalescents ne tardent donc pas à récupérer sur cette plage les forces qu'ils ont perdues; les enfants étiolés et lymphatiques y acquièrent au bout de quelque temps de séjour, de la vigueur, et de l'embonpoint, et leur teint pâle et souffreteux fait place aux couleurs brillantes de la santé. C'est que sur cette plage comme le dit le docteur Serranea, ils respirent à pleins poumons le grand air de l'*immensité*.

Une fois arrivé à sa destination le malade doit, avant tout, prendre l'avis du médecin inspecteur, car, l'administration des bains de mer est soumise à des règles dont on ne peut se départir impunément, et ces règles varient avec l'âge, le tempérament, la constitution et la nature de la maladie.

Les bains de mer doivent donc être surveillés avec soin, sous peine de manquer l'effet qu'on se propose d'atteindre. Malheureusement, on les prend presque toujours d'une manière inconsidérée.

Au moment de tracer rapidement leurs divers modes d'administration, j'insiste préalablement sur la nécessité qu'il y a, dans certains cas, de commencer la cure par quelques lotions mitigées dont on abaissera progressivement dans les mêmes séances, la température jusqu'à un degré voisin de celui de la mer.

Cette précaution est indispensable chez les sujets à réaction lente et difficile, tels que les névropathes, les anémiques et les enfants.

Ce traitement préliminaire ne prend guère plus de deux jours et, une fois la cure commencée, il faut la continuer sans interruption à moins de contre-indications passagères, appréciables par le médecin seul.

Une autre précaution non moins utile, indispensable même, c'est de ne pas avoir froid en allant à la mer. A cet effet, il importe de faire tout d'abord un exercice modéré, je dis modéré, car un exercice violent pourrait amener des inconvénients, attendu que les fonctions des organes étant alors surexcitées, l'impression du froid, en les supprimant brusquement, pourrait provoquer des accidents fâcheux.

Une fois arrivé sur la plage, le baigneur doit se déshabiller promptement et se jeter à l'eau sans hésitation afin de ne pas perdre par la temporisation, la chaleur acquise par l'exercice préalable. J'ai vu survenir une péritonite grave chez une jeune femme pour être restée trop longtemps dans l'eau jusqu'à la ceinture avant de se plonger entièrement dans la mer.

On ne restera dans l'eau que très peu de temps, pour les premiers bains surtout, c'est-à-dire de quelques secondes à une ou deux minutes au plus. Par la suite la durée du bain pourra être prolongée jusqu'à quatre ou cinq minutes, une durée plus longue pourrait s'opposer à une franche réaction chez plusieurs sujets.

Une jeune dame d'un tempérament lymphatico-nerveux, éprouva des accidents nerveux à la suite d'un bain de trois minutes; la durée ayant été réduite à une demi-minute, ces phénomènes cessèrent et la malade ne tarda pas à récupérer les forces qu'elle avait perdues.

En général, le bain doit être d'autant plus court que les malades sont plus faibles, plus jeunes ou plus avancés en âge, que la température de la mer et celle de l'air sont plus basses, que la surface de l'eau est plus agitée. C'est au médecin de la station à en fixer chaque jour la durée.

On ne saurait donc trop le répéter, la question du *modus agendi* est ici d'une importance capitale.

En tout cas, même pour les personnes bien portantes qui prennent les bains de mer par hygiène et par plaisir, il est bon de sortir de l'eau dès que se manifeste le second frisson et souvent même il ne faut pas l'attendre.

Le Dr Lemarchand, du Tréport, cite à ce sujet, l'exemple de la fille d'un de nos célèbres chirurgiens de Paris qui, après la sensation du froid éprouvée, se rechauffait parfaitement dans l'eau et attendait le second frisson pour en sortir. Alors elle s'habillait promptement et faisait une bonne course qui ranimait la chaleur dans tout l'organisme; mais, deux heures après, elle était prise d'un léger frisson qui se terminait par une courte syncope à la suite de laquelle elle recouvrait son état parfait de santé. M. Lemarchand l'engagea à réduire la durée du bain, à sortir de l'eau immédiatement après la première réaction et les accidents auxquels elle était en proie, cessèrent complètement.

Pendant la durée du bain, il convient de se donner du mouvement, car, comme le remarque Currie, il faut opposer au bain froid un certain jeu des organes, une certaine activité de la circulation. La natation est un excellent moyen d'atteindre cet effet si désiré, car tous les muscles y prennent part de la manière la plus variée et la plus continue et, d'ailleurs, aucun autre exercice n'est plus favorable à la vigueur de la constitution, à la régularité, à l'harmonie des formes et au développement de la force et de l'adresse. Aussi les anciens qui étaient maîtres dans les exercices du corps, méprisaient-ils ceux qui ne savaient pas nager; ils regardaient l'absence de ce talent comme signe d'une mauvaise éducation.

L'exercice est encore indispensable à la suite du bain, afin de favoriser et d'entretenir la réaction. La négligence de ce précepte pourrait donner lieu à des suites fâcheuses(1). Chez les sujets faibles et délicats, on favorisera la réaction lente et incomplète par des frictions énergiques sur tout le corps à l'aide d'une couverture de laine, par des boissons chaudes, aromatiques ou diffusibles, par du vin chaud, parfois même par des linges chauffés ou des cruches d'eau chaude en contact avec le corps.

La durée d'une saison balnéaire comporte généralement vingt-cinq bains avec interruption passagère. Dans certains cas, il faut la prolonger, et dans d'autres, au contraire, l'abréger.

En principe, on ne doit prendre qu'un bain de mer par jour. Dans les cas exceptionnels, qui en réclament deux, il faut avoir soin de donner le second bain au moment le plus éloigné possible de celui du matin, car les effets consécutifs du premier se prolongent souvent pendant plusieurs heures dans la

1. L'inaction peut retarder de plusieurs heures le développement de la réaction et, dans certains cas, la rendre insuffisante. « Dans une de mes expériences, dit le Dr Réveil, faite à sept heures du matin, et après laquelle je m'étais abstenu de tout exercice, je n'étais pas encore réchauffé à quatre heures du soir; j'avais passé la journée dans mon cabinet, à une température de 15° centigrades. — Dans une autre expérience, au contraire, où la température de mon corps avait éprouvé le même abaissement, j'étais complètement réchauffé après une heure de marche, quoique l'air n'eût que 14° centigrades. »

journée. Or, si le second bain intervient au milieu de ces conditions organiques, des troubles pourraient peut-être en résulter.

Les chloro-anémiques, les névropathes supportent rarement deux bains par jour, mais souvent je m'applaudis de leur administrer une douche le matin et un bain le soir ou *vice versa*. Dans l'Océan, d'ailleurs, il est assez difficile de se baigner plus d'une fois par jour à cause des alternances du flux et du reflux.

Il est bon de se baigner à la marée montante ; d'abord à cause des vagues et ensuite parce que sur certaines plages peu sûres, aux jours de grosse mer, le reflux peut entraîner le baigneur et lui faire courir des dangers, surtout s'il n'est pas excellent nageur.

Dans quelques stations maritimes on a l'habitude de faire prendre un pédiluve chaud à la sortie du bain. C'est là une mauvaise habitude susceptible d'engendrer des inconvénients, habitude qui a été condamnée avec raison par la *Société d'Hydrologie* de Paris. Le bain de pieds chaud, comme le remarque le Dr Lemarchand, limite la réaction aux extrémités inférieures par la congestion qu'il y détermine passagèrement, prédispose aux congestions des grands organes, gêne ou interrompt même le mouvement d'expansion du dedans au dehors sans lequel la réaction ne peut s'effectuer.

L'on aura soin d'interrompre les bains de temps à autre, surtout lorsqu'il survient quelques dérangements dans la santé habituelle, tels que de l'excitation, de la fatigue, etc. M. Gaudet avait l'habitude de faire reposer les enfants très irritables ou très sanguins pendant un jour après le sixième ou le septième bain. C'est là une excellente pratique dont je fais constamment usage et que j'applique également aux adultes.

Les moindres effets provoqués par l'application de l'eau froide doivent être observés et pesés avec soin: il faut tenir compte des impressions reçues, des susceptibilités individuelles, des avantages obtenus, des complications menaçantes, afin de modifier à propos la forme, la durée, la succession, la fréquence ou la suppression des agents hydriathiques.

La douche, par exemple, est un moyen énergique qui veut être manié avec prudence. Très variable dans ses effets, son action peut être, à volonté, générale ou locale, faible ou forte, tonique, débilitante, dérivatrice. Il importe donc de tenir un compte sévère de ses effets divers dans l'application, car si au lieu d'une dérivation légère vous provoquez une violente congestion, le but sera manqué. Supposons, par exemple, que nous ayons à traiter un rhumatisme articulaire chronique; une douche faible et courte stimulera légèrement les articulations malades et le patient s'en trouvera soulagé. Mais si, par contre, on lui administre une douche trop forte ou trop longue, le mal sera exaspéré.

L'hydrothérapie n'est pas un jeu, ses effets doivent être surveillés attentivement, car, comme elle n'a pas une précision mathématique, l'imprévu y joue un rôle important. C'est pour ces motifs que plusieurs hydrothérapeutes distingués proclament la nécessité de l'intervention directe du médecin dans l'administration des douches. D'après eux, il est impossible qu'un doucheur sans instruction, quelque expérimenté soit-il, puisse fixer la durée d'une douche et la promener intelligemment sur le trajet d'un nerf ou sur des organes importants.

Tel professeur de la faculté, observe M. Allard, qui saisirait parfaitement l'indication d'un cure par l'eau froide et ferait de très belles leçons sur son action, se trouverait fort embarrassé au milieu des mille détails de son application quotidienne. En hydrothérapie les incidents, les imprévus, les médications du moment varient assez souvent. L'étude théorique seule ne suffit pas, il faut y joindre la pratique.

La théorie et la pratique ont besoin l'une de l'autre; elles doivent s'entr'aider mutuellement; mais la seconde sans la première n'est qu'un grossier empirisme qui peut bien donner momentanément quelques bons effets, mais elle ne produit presque jamais d'effets durables. Les idées corroborées par l'expérience sont seules susceptibles de jeter de profondes racines.

Le médecin qui dirige un établissement maritime doit, en outre, s'habituer à déterminer et à reconnaître les phénomènes variables que les bords de la mer et l'eau elle-même offrent sans cesse à ses investigations. Ne perdons pas de vue que la constitution médicale des baigneurs n'est pas la même tous les ans. Il importe donc d'interroger sans cesse les modifications qui se présentent successivement.

Cette constatation médicale très mobile, très variable, ne se produit pas de la même manière chez tous les malades. L'étude en est difficile, mais indispensable, car sans elle, comment pourrait-on diriger convenablement la cure, limiter la force et la durée des bains et des douches? Quelle doit être cette force, cette durée pour obtenir des effets révulsifs, résolutifs ou congestifs? L'observation et l'habitude peuvent seules guider le médecin dans ses prescriptions.

Pourquoi un malade se trouvait-il bien pendant un certain temps, d'une douche ou d'un bain de deux ou trois minutes, et pourquoi, après quinze jours de traitement, cette pratique devient-elle fatigante au point qu'on est obligé d'en réduire la durée à quinze, trente, quarante secondes? Il semblerait, au contraire, qu'après avoir reçu une douche de deux minutes, il devrait la supporter avec avantage pendant trois ou quatre. Oui, cela était ainsi l'année dernière, mais non cette année. Cette année l'exception est la règle et l'année prochaine ce sera peut-être le contraire.

Il survient parfois, pendant le traitement à la mer, des accidents qu'il faut combattre. Ce sont des excitations nerveuses, des mouvements fébriles, des douleurs contusives vagues, de l'inappétence, etc., etc. Mais tous ces phénomènes se dissipent promptement par le repos et quelques médications appropriées.

III

APPLICATIONS HYGIÉNIQUES, PROPHYLACTIQUES ET THÉRAPEUTIQUES

Des considérations qui précèdent, il est aisé de prévoir dans quelles conditions on devra recourir à à l'usage des bains de mer et à l'action thérapeutique de l'atmosphère maritime.

Les enfants pâles, étiolés, affaiblis par le séjour des grandes villes, ou sujets à l'incontinence d'urine, les personnes épuisées par les veilles prolongées, les travaux exagérés de l'esprit, les chagrins, les excès de tout genre, etc., reprennent assez vite de la force et de la vigueur, en respirant l'air pur et vivifiant de la mer. Tous les ans nous voyons des valétudinaires et des enfants chétifs et languissants renaître, pour ainsi dire, à la vie et quitter notre plage avec tous les attributs de la santé.

Les adolescents prédisposés à la tuberculose, à la scrofule, au rachitisme en retirent les meilleurs effets, et l'on a pu même ainsi prévenir le développement de ces affections.

Les jeunes filles, dont les fonctions menstruelles s'établissent difficilement, se trouvent à merveille du séjour à la mer et de l'hydrothérapie marine.

Quant aux femmes enceintes, on s'est demandé si elles pouvaient impunément prendre des bains de mer, si ces bains ne pouvaient pas avoir une influence fâcheuse sur la marche de la grossesse.

Les opinions sont ici partagées. Pour moi, j'ai vu ces bains provoquer parfois l'avortement. Aussi ce n'est qu'avec la plus grande réserve que je les prescris dans les cas de gestation ; mais on ne doit pas être exclusif ; il n'est pas rare, en effet, de voir des femmes avorter ou accoucher avant terme, par suite de faiblesse constitutionnelle, et M. Drouineau pense que les bains de mer, pris avec ménagement et dans de bonnes conditions pendant le cours de la grossesse, peuvent modifier avantageusement l'état général pour faire espérer et même obtenir un accouchement heureux.

Les vieillards y trouvent moins de soulagement que les adultes, parce que très souvent ils portent en eux plus que de la faiblesse, à savoir des troubles profonds contre lesquels la mer est impuissante quand elle n'est pas dangereuse.

« Mais, à moins de contre-indications formelles constatées par le médecin, le bain de mer, utile comme excitant et comme tonique, réveille chez les vieillards les fonctions et les rend à la fois plus régulières et plus actives. » (Drouineau.)

Les bains froids, soit de mer, soit d'eau douce, doivent être formellement interdits aux sujets athéromateux, et l'athérome se manifeste surtout chez les vieillards.

Parmi les affections contre lesquelles la mer est formellement indiquée, il faut citer le rachitisme, le lymphatisme et la scrofule. Dans tous ces cas à l'application externe de l'eau marine, il faut ajouter l'eau de mer en boisson. La médication a alors le double caractère d'agir à la fois comme reconstituante et comme altérante : reconstituante, par ses qualités hydrothérapiques; altérante, par ses qualités médicamenteuses (1).

La scrofule, cette terrible et hideuse maladie qui fait tant de ravage chez les enfants et les adolescents, présente diverses formes qui ne sont pas toutes éga-

1. Contre le lymphatisme, la scrofule et le rachitisme, je prescrivais au Croisic, lorsque j'étais le médecin-inspecteur de cette station, les bains d'Eaux-Mères, qui sont souverains dans ces affections.

lement modifiées par la mer ; il en est même qui lui résistent opiniâtrement. En effet, sur 380 enfants scrofuleux ou rachitiques envoyés à Berk par l'assistance publique de Paris, dans les premières années de sa fondation, l'expérience a démontré que si le traitement marin opérait sur tous les enfants de très heureuses modifications, il y avait cependant des lésions locales dont les unes étaient peu modifiées, parfois même aggravées, tandis que d'autres résistaient invinciblement.

Les blépharites chroniques, par exemple, et, en général, toutes les maladies des yeux, l'eczéma simple ou impétigineux, étaient rarement améliorés ; les otorrhées sans lésions osseuses, les caries étendues et les névroses profondes restaient indéfiniment stationnaires. — C'est sur les engorgements ganglionnaires, les adénites chroniques, les indurations simples même anciennes et volumineuses ou complètement transformées en noyaux tuberculeux, que la mer manifeste toute sa puissance. Il en est de même des abcès froids, des gourmes scrofuleuses, des tumeurs blanches et du rachitisme.

Mais malheureusement les malades ne prolongent pas assez leur séjour à la mer. Il faudrait plusieurs mois d'une cure assidue pour en obtenir la guérison.

Les accidents scrofuleux des os longs et des tissus périarticulaires sont également traités avec succès par l'hydrothérapie et l'air marin.

Voici du reste le tableau général de l'exercice de l'hôpital maritime de Berk, du mois de juillet 1861 à la fin de l'année 1865, dressé par M. Bergeron dans son rapport sur le mouvement des enfants scrofuleux envoyés à Berk par l'assistance publique de Paris :

Sur 380 malades, 234 guérisons, c'est-à-dire une moyenne de 93 p. 100 ; 93 améliorations (23 p. 100), 18 décès (4.6 p. 100), et 35 effets nuls (9 p. 100).

Ces chiffres sont éloquents et n'ont pas besoin de commentaires (1).

1. C'est au Croisic qu'il faudrait établir un *Sanatorium* (c'est fait depuis l'année dernière 1888), pour les enfants scrofuleux; le climat y est très favorable, et les phthisiques, pendant la belle saison, s y trouvent également très bien. J'ai vu des hémoptysies cesser comme par enchantement et des bronchites chroniques et des angines granuleuses s'y modifier de la manière la plus heureuse dans un très court espace de temps. Je suis moi-même un exemple d'une telle efficacité. Depuis plus de trente ans, je suis atteint d'angine granuleuse et m'enrhume très facilement, mais dès que je mets le pied dans cette presqu'île, ma toux et mes maux de gorge cessent immédiatement et ne reparaissent plus pendant mon séjour dans cette station estivale. Mais à peine ai-je quitté cette plage bienfaisante pour Nice que la toux et les maux de gorge viennent de nouveau m'assaillir.

Chez les phthisiques, je prescris avec succès le sirop suivant qui, depuis plus de vingt ans, me rend des services signalés. J'engage mes confrères qui exercent dans l'intérieur des terres, à en faire usage et je crois pouvoir leur affirmer qu'ils en seront satisfaits.

En voici la formule :

Sel marin.	30.00
Sel ammoniaque	30.00
Arséniate de soude	0.10
Eau de laurier-cerise	20.00
Sucre.	200.00
Eau	100.00

à prendre une cuillerée à café le matin à jeun dans un bol de lait chaud. Concurremment huile de foie de morue crésotée, phosphate de chaux, etc. Cet hiver, à Nice (1889), j'ai guéri un phthisique très avancé par des pulvérisations au sublimé

Les cachexies, la spermatorrhée, l'incontinence d'urine, les hydropisies passives, les névroses à forme torpide, les ulcères atoniques, enfin toutes les maladies locales en général, dépendant d'un état constitutionnel plus ou moins débilité, et enfin l'obésité elle-même, sont heureusement modifiées par la mer, et les jeunes gens qui ont une tendance marquée à cette dernière et vilaine infirmité, voient souvent diminuer, à vue d'œil, leur tissu adipeux, surtout si, aux bains, ils joignent l'eau de mer à l'intérieur, le régime et l'exercice.

Les fièvres intermittentes rebelles et la cachexie palustre cèdent souvent à l'hydrothérapie marine et à l'eau de mer prise en boisson. Aussi le sel marin a été préconisé par MM. Thomas et Larivière et, au dire de Piorry, il agit aussi promptement que le sulfate de quinine.

Dans mon mémoire sur les *fièvres intermittentes et la cachexie paludéenne*, couronné par la Société médico-chirurgicale de Bruges, je relate plusieurs observations remarquables de ces fièvres traitées et guéries par l'hydrothérapie.

La phthisie pulmonaire elle-même peut être heureusement modifiée et même guérie par l'eau de mer *intus et extra*, convenablement administrée.

Mon condisciple et ami, le Dr Henri Bennet, qui exerce avec une grande distinction à Menton pendant l'hiver, ne traite pas autrement ses phthisiques et il s'en trouve bien. Il les soumet tous les matins à des

dans les voies aériennes et cela dans l'espace de deux mois à peine. Je me propose d'adresser cette observation à l'Académie de médecine de Paris.

lotions mitigées et même froides, suivant les cas, et les astreint à vivre, jour et nuit, dans un air constamment renouvelé en laissant les fenêtres de l'appartement toujours ouvertes, mais à la condition que l'air ne frappe pas directement le malade.

M. Bennet a été atteint de phthisie dans sa jeunesse, et c'est en se fixant à Menton et en se soumettant à cette cure qu'il est parvenu à se guérir. Il est âgé aujourd'hui de soixante-dix ou douze ans.

Il faut cependant surveiller l'application de l'eau froide chez les tuberculeux, car j'ai vu des hémoptysies graves succéder à ce traitement chez une jeune fille de seize ans, et elle en mourut. Il serait utile, ce me semble, de s'en tenir aux bains ou aux lotions mitigées pendant toute la cure.

La goutte et le rhumatisme sont aussi avantageusement modifiés par l'hydrothérapie marine (1).

Dans les cas de faiblesse ou d'engorgement articulaire et d'hydrathrose, c'est à la douche qu'il faut recourir de préférence. Ici je combine ordinairement à l'hydrothérapie les bains de vapeur térébenthinés que j'importai au Croisic dès ma première année d'inspectorat, à savoir en 1866.

C'est dans le traitement des névropathies liées à un

1. Chez les goutteux il faut s'abstenir absolument de tout traitement un tant soit peu énergique, surtout si le cœur et les reins sont lésés. Il faut s'abstenir de l'eau froide si les sujets sont avancés en âge, car alors il est à craindre que les artères ne soient atteintes d'athérome.

Chez les goutteux, en général, il est donc préférable de recourir aux bains chauds.

Quant aux rhumatisants, je leur administre avec avantage les bains de vapeur térébenthinés suivis de la douche froide ou chaude, suivant les indications.

état anémique ou consécutives à une grave maladie, que les bains de mer et l'atmosphère marine trouvent souvent leur application.

La chorée, l'hystérie, l'hypocondrie, les paralysies dynamiques, peuvent également être combattues avec plus ou moins de succès par l'hydrothérapie simple ou marine.

Dans les affections utérines, l'hypertrophie du col particulièrement, l'eau de mer est souveraine, car elle est à la fois un puissant résolutif et un excellent reconstituant.

Dans l'ataxie progressive l'hydrothérapie marine doit également être préférée pour les mêmes motifs. — Dans l'épilepsie, il faut user de prudence, car l'eau de mer pourrait produire des effets contraires à ceux qu'on en attend. — Dans les paralysies symptomatiques consécutives à un épanchement sanguin dans le cerveau, on doit attendre que le désordre matériel qui a produit la paralysie ait disparu.

Enfin on doit être très réservé dans l'application du froid aux âges extrêmes de la vie, à savoir chez les vieillards et les enfants, car chez les premiers, comme je l'ai déjà dit, les artères et leurs capillaires sont parfois le siège d'athérome et dans ce cas, l'eau froide pourrait occasionner de graves désordres et même la mort subite. Quant aux enfants, on ne doit jamais les soumettre aux bains froids avant l'âge de sept ans révolus, c'est-à-dire avant que la deuxième dentition ne soit commencée, et d'ailleurs l'impressionnabilité des enfants est souvent si grande qu'on doit toujours craindre chez eux, la surexcitation du système nerveux, les convulsions ou autres accidents plus ou moins graves. On évitera ces inconvénients en débutant par des lotions mitigées dont on abaissera progressivement la température.

Ce n'est pas tout. Une fois arrivés à la plage, les enfants doivent s'y acclimater pendant cinq à six jours, car il n'est pas rare de voir survenir chez eux, dès les premiers jours, des malaises, des fluxions, une grande excitabilité dont il importe d'attendre la disparition avant de commencer les bains. On arrivera ainsi, au bout de quelque temps, à les faire supporter aux sujets les plus impressionnables et les plus débilités et à développer chez eux une bonne réaction.

Telles sont les principales affections contre lesquelles l'hydrothérapie marine est indiquée. En ne s'écartant pas des préceptes que je viens d'exposer à propos du *modus agendi*, le médecin parviendra toujours, sinon à guérir, du moins à soulager ses malades.

Je m'estimerais heureux si ce petit travail, fruit d'une longue expérience (22 ans), était accueilli avec faveur par les personnes qui le liront et, en attendant, je fais des vœux pour qu'il leur soit utile. Tel fut mon but en l'écrivant.

TABLE DES MATIÈRES

ÉVREUX, IMPRIMERIE DE CHARLES HÉRISSEY

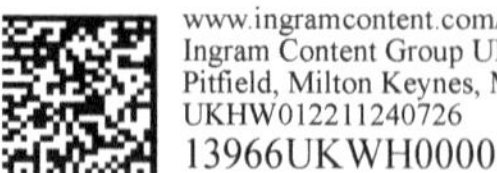

www.ingramcontent.com/pod-product-compliance
Ingram Content Group UK Ltd.
Pitfield, Milton Keynes, MK11 3LW, UK
UKHW012211240726
13966UKWH00002B/693